神经症 的 自我救赎

我 森田疗法之路

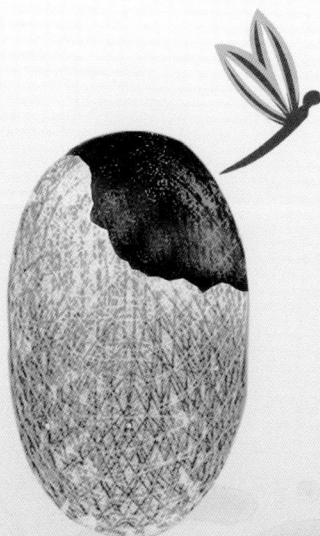

曹玉萍 主审

王国栋 编著

神经症像一次心灵的感冒，
森田疗法是一剂良药，
逐渐体会有助康复。

 中南大学出版社
www.csupress.com.cn

丁香园
www.DXY.cn

图书在版编目（CIP）数据

神经症的自我救赎：我的森田疗法之路／王国栋编著.
--长沙：中南大学出版社，2016.8
ISBN 978-7-5487-2478-0

Ⅰ.神… Ⅱ.王… Ⅲ.神经症－精神疗法　　Ⅳ.R741.05

中国版本图书馆 CIP 数据核字(2016)第 214250 号

神经症的自我救赎——我的森田疗法之路

王国栋　编著

□责任编辑　陈海波
□责任印制　易红卫
□出版发行　中南大学出版社
　　　　　　社址：长沙市麓山南路　　　　邮编：410083
　　　　　　发行科电话：0731-88876770　　传真：0731-88710482
□印　　装　长沙印通印刷有限公司

□开　　本　880×1230　1/32　□印张9.25　□字数182千字　□插页2
□版　　次　2016年8月第1版　□印次　2019年2月第2次印刷
□书　　号　ISBN 978-7-5487-2478-0
□定　　价　29.00元

图书出现印装问题，请与经销商调换

致谢

　　22 岁大学毕业后，我加入了中交集团第二公路工程局，成为一名路桥人。当工作上小有成就时，神经症把我打趴在地上了。为此，我耗费了大量的时间并消耗了我的一部分资源来与它抗争。我不停地后悔和纠结，同时症状也让我痛苦和迷茫。正如一位挚友看了我的初稿给予的评价："正是你的思维导致了你的神经症，但也正是你的思维把自己救了。"

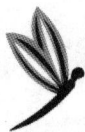

　　在我逐渐摆脱神经症，认识到自己应该要采取何种生活态度的时候，我首先要感谢我自己，同时也要感谢我的家人。

　　我要感谢热心帮助过我的患友和康复者，他们为我的书稿提供了大量的素材和宝贵意见。

　　我要感谢致力于神经症研究的学者和医务工作者，阅读他们的著作使我在写本书时有了充分的理论知识。

　　我要感谢中南大学湘雅二医院的曹玉萍教授，她耐心地为我审稿，为我指明方向。

　　我要感谢我的高中同学叶曼，她热心地为我联系导师，联系出版社。

　　我还要感谢我的一些同学，他们为我前期的研读资助了一些费用。

　　注：

神经症是焦虑症、恐惧症、强迫症和躯体障碍等的统称。

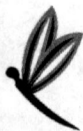

序一

　　2016 年 3 月，一位久未联系的朋友送来一份稿件，说是她同学写的，想请我帮忙审阅。她向我介绍说，她的这位同学原本是一名工程师，曾因深受神经症的困扰，后来改行做了教师，但经过自己的努力如今早已摆脱了疾患与痛苦，还写下了自己痊愈的心路历程，以期帮助需要得到帮助的人。出于对她这位同学自助能力和助人精神的鼓励，正被诸事缠身的我只答应粗略看看，提些建设性意见。匆匆阅读之后，深为她的这位同学王国栋刻苦钻研的学习精神和学以致用的领悟能力所打动，以至于虽未曾与国栋谋面，我仍欣然答应了为此书作序的请求。

　　世界卫生组织指出，健康不仅指身体上没有疾病，而且心理和社会功能也要处于完好状态。也就是说，身体无病、肉体无疾、生理无痛，并不表示此人就是健康的。从某种意义上说，精神痛苦对人类健康的危害更大。现代医学成果表明，随着社会的现代化，人类在控制自然与利用自然方面已取得了瞩目的成就，理化与生物刺激因素所致的疾病发生率已大为减少。然而，当今

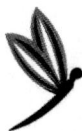

中国正处在一个飞速发展、变迁频繁、优胜劣汰的时期，快节奏的生活、激烈的社会竞争、趋于复杂的人际关系，给人们带来了生机也带来了危机。人们有了更多选择的自由，同时也有了更多选择时的困惑；人们有了更大发展的空间，同时也潜伏着更多对失败的恐惧、焦虑与抑郁。随之而来的是心理疾患悄然增多，而神经症就是其中最常见的一种。

神经症的出现与人类历史并存，但在茫茫人流中，神经症患者和普通人没什么两样，很难从表面上一眼将他们识别出来。所以，神经症并不是严重的心理疾患，但却是最令人感到痛苦的心理疾患。神经症患者可能遭遇了较多的生活变故，却又苦于适应能力欠佳；他们对自己有着过高的要求和过多的期许，却又苦于欲求而不达；他们有着诸多的身体不适感，四处求医却又苦于找不出身体的毛病；他们明明知道不必要反复去思考，却又苦于欲罢不能；他们明明清楚并非身处险境，却又苦于自己常常像热锅上的蚂蚁般惶惶不可终日。加之他们生性敏感、脆弱，见花易落泪，望月易生悲，在别人眼里，他们或许就是无病呻吟、自寻烦恼，甚至难以理解。

有道是：青山原不老，为雪白头；绿水本无忧，因风皱面。原本该无忧无虑的人们，却遭遇到那么多的烦恼与痛苦。谁是始作俑者？是雪吗？是风吗？本书可能为读者找到些许答案。

本书作者也曾饱受神经症的痛苦与折磨，但他并未为之屈服、仰天长叹，而是积极应对。他寻医问药，最终发现心病还需心药医。于是广泛阅读森田正马①的著作及与神经症相关的书籍，充分领悟，充分认识自我、认识神经症，并学以致用。国栋在书中用自己的亲身经历和深刻体会，诠释了自己是如何理解和运用森田理论和森田疗法来自助、自救，如何去"降低欲望""顺其自然"，最终彻底摆脱神经症的全过程。同时，在此基础之上还有所钻研、有所心得，勤于笔耕并施助于人。全书从患者的视角，以自助的方式，结合与其他患友沟通交流的助人实例，将抽象的理论融于自我实践之中，不仅增加了文字的可读性，也提高了读者的可操作性。对于一名非精神医学专业者实属难能可贵！用国栋自己的话说，"这是对我过往神经症经历的最好交代，也可能是我人生中做的最大的幸事和善事"。

　　人生就像一条奔腾不息的江河，有一泻千里，也有九曲连环。在漫长的人生历程中，不可避免会有坎坷与挫折，特别是身处日新月异的当今社会，并非人人都能做到"忍辱负重"。神经症患者犹如那些在前进途中因纷繁而驻足或被荆棘刺伤的人们，如能随身携一剂浮躁时用的宁心剂或创伤时用的"创可贴"，则可能克服诸多心理困惑，保持心灵的安宁与心理的健康。本书介绍的森田理论及其实际运用，如能被充分领悟并付诸实践，可能

---

　　① 注：森田正马，日本著名精神科专家，森田疗法的创立者。

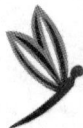

帮助某些神经症患者早日走出疾患阴霾。

然任何一种心理治疗理论与方法均难以面对并解决这复杂的精神世界和心理问题，所幸任何一个人均可能从某种心理治疗理论和治疗方法中获益。虽开卷有益，但如果读者曾不幸出现过神经症的症状，或曾被诊断为某种神经症，在阅读相关书籍时，切不能断章取义、对号入座，否则会作茧自缚，更不利于康复。

最后，作为一名精神科医生和心理医生，还必须与亲爱的读者们说明的是，神经症作为一类常见的心理疾患，亦可能与某些生物学因素相关。所以，症状之初，切不能讳疾忌医，想"无师自通"，而应去正规医院专科就诊，明了自己的身体和心理状况，必要时接受药物和（或）心理等治疗。在此前提下，充分运用作者提倡的自助方法，心身兼修，以早日摆脱困扰。

曹玉萍

2016 年 6 月 20 日

于中南大学湘雅二医院精神卫生研究所

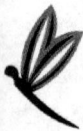

序二

　　我在三年前被医生诊断为焦虑症。起因是我生完孩子以后，不想让自己的父母太累，就每天晚上自己带着孩子睡觉。由于是第一次做母亲的缘故，我太过紧张，每天晚上睡觉时总是担心孩子会从床上掉下去，一直带着焦虑入眠。就这样持续了一段时间，终于有一天晚上我做了一个噩梦，梦见孩子从床上掉下去了！我顿时从梦中惊醒，感觉脑子里有一股热流流出，然后就是心悸、失眠、害怕、恐惧声音！不得已我去了医院，随后我知道我患了焦虑症。

　　我开始服用药物。由于担心孩子受到影响，我怀着愧疚与极度痛苦的心情给孩子断了奶。怡诺思①从 1 颗加到 2 颗再到 3 颗，可以说吃药有一定的用处，控制了病情，但却让我有一种依赖感，病情也时好时坏，但还算稳定，我当时心里想着，那就听医生的，服药一辈子吧。

_____

　　① 编者注：一种治疗各种类型抑郁症（包括伴有焦虑的抑郁症）及广泛性焦虑症的处方药。

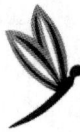

2015 年国家的二胎政策放开了，我的心思开始跳跃了，我想着，如果我还想生孩子的话总不可能一直吃药吧。于是我自己尝试着减少吃药量，从 3 颗减到 2 颗，再到 1 颗，病情还算稳定，心里极度安慰。但好景不长，在 2 个月后的某一天晚上，我锻炼的时候，突然被一个打喷嚏的人吓了一大跳。对正常人来说，惊吓过后就没事了，但我就像失了魂一样，总是担心被吓，害怕人打喷嚏的声音，害怕汽车喇叭声，对许许多多声音开始敏感。因为害怕一切，我不敢接触我的亲人们，心理极度自责，怎么会这样？我万念俱灰，甚至怀疑我患上了声音恐怖症。因为除了声音，其他的我都不害怕，这个时候我是那么的无助与失望，感觉上帝已经把我给抛弃了，生不如死。我又开始频繁地去医院，医生开了一大堆的药，我不敢吃，因为我担心呀，我好不容易才减下去的药量，怎么能让它卷土重来呢？我担心失眠，担心病情，害怕声音！每天混沌，幸好意志还在。

我开始去网络上寻求帮助，偶然听到一些 QQ 群友说看看森田疗法的书籍能对神经症起到一定的效果，于是我开始关注森田疗法。起初是在 QQ 群里有一句没一句地和一些患友聊天，从来没有好好地去看书，所以一切都是空白。我当时就想着干脆死马当活马医吧，既然有一些患友不吃一颗药也能从症状中走出来，为何我不尝试一下呢？于是我购买了有关森田疗法的书籍，并开始翻看。在这期间，我认识了本书的作者王鱼儿（编者注：作者的网名），通过交谈我知道他原来也是一名神经症患者，他是通过自己的努力一点一点地从症状中解脱出来的。因为他有过亲身体验，而且他解释了我的问题，所以我很相信他说的话，于是我慢慢地去接触他。他告诉了我一些概念性的知识，然后教导我要经常写日记，他会作批复并给我指导。他鼓励我大胆地走出去，害怕就害怕，顺其自然。他要我慢慢地适应症状，把症状当成自己身体的一部分，当成朋友，甚至可以当成亲人。我按照他说的去做，大胆地去做，去实践，去克服。慢慢地，我感觉在我身上的症状确实有些不一样了，我不再那么敏感了，不再那么关注了，当然工作也分散了我的一部分注意力，我在这里学会了第一步——接纳。

在此期间，我与王鱼儿有时候也通过网络进行语音交谈，在他的引导下我开始逐渐了解森田疗法。王鱼儿告诉我要通过实践去加深体会和领悟，于是我开始一点一点地做起。从2016年1月病情如山洪暴发般的痛苦到现在已经过去5个月了，在这5个月的时间里，我慢慢地在改变，从原来吃1颗药到现在可以不吃药，就是因为我慢慢地理解了森田疗法。

目前我的状态是走在康复的道路上，这是康复的一个身心适应过程。在今后的道路上，也许还有一些怪事会出现（我将一些固有的疑病因素称之为怪事），但是我要做到的就是顺其自然、接纳、宽容。另外借此机会我很想分享一下我在康复过程中的一

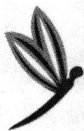

些体会：

1. 给自己更多的时间去上班、去工作，实践证明工作是分散注意力的一剂良药。

2. 给自己更多的时间去帮助他人，多一些善意与宽容，在这个过程当中你会体验到快乐！

3. 接受不完美的自己，也就是接受自己疑病心理的存在。疑病心理可能会让你抑郁、焦虑、紧张不安，但是请接受它吧，在人生道路上，不可避免会碰到难以接受的事，学会慢慢地去适应与看开。

4. 学会应对病情反复的技巧，这本书上有相关介绍，可以多去看几次。

5. 除此之外，还有王鱼儿给我的一些建议，我认为很有用：不要把过多的时间浪费在各种神经症的群里。为何这么说？因为群里有太多的群友，他们每天有那么多的病症言语，这些言语会让你更多地关注自己的病症，导致你不去做你该做的事情，有疑病素质的人可能会将其套在自己身上，从而让自己的病症泛化；我们要相信医生的话，我们可以找一个自己信赖的咨询师或心理医生，认定他，充分地信任他，去感觉他，让他指引你，从而让他一步步帮你走上康复的道路。

"路漫漫其修远兮，吾将上下而求索。"我知道人生难免有失意，我还在磨炼，包括在写这篇序的当天，我也有一点小小的情

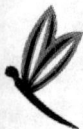

绪变化。这需要我们不断地去强化，去深入，慢慢地达到一种高度，最终我们会真正把"顺其自然"融入我们的生活。我想，能够从症状中走出来的患友们，心理绝对是强大的，这么大的坎都过去了，在今后的人生道路上还会有什么过不去的坎呢？

另外，身边亲人的支持很重要，有幸读到这本书的朋友，请让你的亲人也看看这本书，让他们多了解你，在康复的道路上支持你，多给你一些理解与宽容。在我学习森田疗法的过程中，我亲爱的妈妈给了我最多的鼓励与支持，甚至她自己也看了森田疗法的书，虽然她不能体会我的痛苦，但是这种天性的母爱给了我精神的支持！在这里容我表达一下对她的感谢：妈妈我爱您！

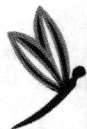

一位康复中的患者
2016 年 6 月 22 日于杭州

重印前言

一位读者通过邮件告诉我，她对症状最早的认知来自本书。诚然，国内外还出版了许多相似或同类型的比本书更优秀的书籍，但这依然给了我莫大的鼓励。这也促使我着手写本书的姊妹篇，如果顺利的话，将会在 2019 年年初交由中南大学出版社出版。

本书出版后，我陆陆续续地收到了许多读者发来的邮件，有的邮件是为了表示感谢，有的邮件是希望能进一步与我交流，有的邮件则是分享他们的读后心得。我最大的感受是，读者普遍认为本书比较通俗，能够帮助他们理解，同时也给了他们希望——神经症并不是疑难杂症，而是一种比较普遍的心理障碍，是完全能够康复的。

本书中有两个认知：(1)神经症大多是主观感受而非客观存在；(2)症状源于过高的欲望。不少读者表示，当深入理解这两点后，他们的症状会得以缓解。当然，缓解离康复还有一段距离，书中也有更具体的解释，但神经症患者需明白，我们起初首要的目标是不要让自己的症状继续恶化下去。

还有一位网名为"昆"的热心读者发现了本书中的一些错别字，在此一并表示感谢。如读者阅读本书后，仍有疑问或想进一步交流，请发送邮件至 30448372@qq.com。

前　言

　　神经症给我带来了一段痛苦不堪的经历，我通过阅读森田博士的著作并从实践中不断地自我领悟，回归了正常的生活状态。

　　当所谓的痛苦经过时间的洗礼后，痛苦将不再是痛苦。如果沉浸于痛苦，纠结于过去和现在的处境，您将有可能再次陷入精神交互作用的泥潭。认识自己，接纳自己，遵循正确的认知不断前行，就能逐渐地摆脱神经症。

　　康复过程中，我把森田博士所著的《神经质的实质与治疗》《神经衰弱和强迫观念的根治法》《自觉和领悟之路》读了十来遍。第一次接触到《神经质的实质与治疗》一书是在我症状比较严重的时候，这本书并没有让我产生战胜疾病的信念（按照我当时的想法，现在看来既不能用战胜，也不能用疾病来描述），也没有过多地付诸行动，依然顾及身心不适。但当我读到第3遍的时候，我纠正了之前阅读时的一些错误的理解，比如森田博士曾在陷入绝境时拼命地去学习，神经症反而好了。之前我理解为应该去拼命地工作和玩，结果我本来就不好的身体素质逐渐下降

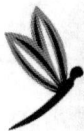

了。这个时候我的思想里没有了消沉与懈怠，尽管在行动中有所偷懒也是人之常情。当我看到第6遍第7遍的时候，我的症状已经消失了，后续的阅读则是抱着一种学习和发展的态度了。

我在患神经症的时候也翻看过弗洛伊德的《梦的解析》，可能是由于弗洛伊德的精神分析是基于西方文化的，所以让我感到枯涩难懂，收获寥寥，于是我放弃了看第2遍的打算，进而专注于来自东方文化的森田博士的著作，直至融会贯通。康复后我为了撰写本书，重新阅读了弗洛伊德的《梦的解析》以及大量的心理学书籍和与神经症治疗技术相关的资料，同时阅读了网络论坛上一些患者（注：是指神经症患者，后同）通过实践森田疗法最终摆脱神经症的整个过程的描述以及他们的心得体会。

我之所以认可森田疗法，不仅是因为这种疗法给我本身带来了康复，还因为它给中国的患者提供了一种廉价的自我救助方式。在研究森田疗法的学者不断努力完善，以及部分中国学者和医生不遗余力的推广下，森田疗法依然在惠及众生。诚然，一个世纪已经过去，现代人的生活节奏越来越快，现代药学的发展使得药物在作用于焦虑和抑郁等方面对部分患者表现出了良好的适应性，心理学的发展以及西方学者在提出观点、构建模型、开展临床实验方面的研究已经取得长足进步。森田博士在精神病学尚未完全形成体系时，就已经能够根据其自身的经历和他当时所能结合的知识对神经症展开系统的理论叙述，其创立的疗法既

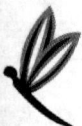

结合了东方的哲学并辅以西方的逻辑，又以辩证的思想通俗地表述出来。

如同曹玉萍教授在序言里面所说："然而，任何一种心理治疗理论与方法均难以面对并解决这复杂的精神世界和心理问题，所幸任何一个人均可能从某种心理治疗理论和治疗方法中获益。"本书是以讲述我如何运用森田疗法走向康复来贯穿始终，同时也融入了我对森田疗法的理解以及我所能够结合到的心理学的知识，并试图以此帮助神经症患者更好地理解和践行森田疗法。

基于此，我在这里结合我对部分神经症患者的了解以及我的切身经历——这种经历可能使我比精神科或心理科医生更身临其境地体会到神经症患者复杂而混沌的内心变化——来谈我的体会以及相关认知和措施。我同时期望处于症状之中的读者不要过分强调理论，而应当像我当初阅读森田博士的著作那样，找出与自己内心最有共鸣之处并不断地实践下去，从而走向自我领悟之路。

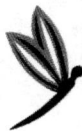

目　录 ｜ Contents

第一部分

自我救赎之路

一、我们是什么样的人

人的一生不可能总是一帆风顺，起起伏伏很正常，患上神经症也只是人生中的一段插曲。常人和神经症患者之间的区别在于看问题的角度。为什么我会存在看问题的角度与常人不同？当我读到森田博士所著的《神经质的实质与治疗》一书才明白——因为我存在着疑病素质，这种疑病素质会受到先天气质和后天性格的影响。何为疑病素质？下面以我自己为例来进行讲述。

我在患神经症的时候经常回忆往事。记得4岁的时候，有一次家里的猪从猪圈里面跑出来了，我急得大哭，大声地呼唤邻居帮忙把猪赶回猪圈里面去，事后大人们都夸我懂事，我的爸爸也对我大加表扬，慢慢地我就养成了做事认真的性格。从6岁开始，我的性格中就显现出敏感和追求完美的一面。那时候我上小学一年级，由于我尿频，一节课还没上完就要去上厕所。每次老师都笑着答应，而我似乎觉得老师是在嘲笑我，于是涨红着脸羞愧地走出教室。下课后小朋友们也笑话我是厕所大王，那时的我个子比较矮，打也打不过，只能怨天尤人地抱怨自己——怎么老是要上厕所。读小学时有一次考试我没考好，结果被父亲惩罚下跪，最后还是在一位邻居伯伯的劝说下父亲才让我起来了，而这

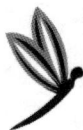

时候我已经下跪了 1 个多小时了。我的父亲从小就用这种权威的方式来教育我。还记得有次我反驳他认为数学上的"奇数"应该读"jī shù"的时候，他暴躁地把我狠狠骂了一顿，因为他认为应该读"qí shù"，而事实上我是对的。我对父亲充满了反向认同，以至于以后他的话哪怕是正确的我也会当作耳边风。我在患神经症的时候甚至和他有过激烈的对抗，认为是他导致了我的神经症。我的童年并不缺乏关爱，但是我的父母总是试图把他们的想法强加于我，导致我性格中也留下了这不好的一面。比如，之前在与同事或朋友交谈时，我总是喜欢打断他们，直至有一次我的同事提醒我："你能让我把话说完吗?"我才想起当初我的父亲也曾是这样粗暴地对待过我。我继承了父亲的暴躁脾气，直至康复以后我和父亲的对抗才不那么激烈。现今，身为父母的我们在孩子的日常教育中一定要谨记我的教训。我 8 岁时尿频虽然有所好转，但有一次还是尿了床，于是我的母亲狠狠地骂了我一顿。这严重伤害了我的自尊心，从某种程度上来说，这加剧了我的完美主义倾向。以后不论是读书时期还是参加工作，我都是一个死要面子活受罪的人。记得有一次，我的部门在例行考核中被评定为不及格，于是我冲着我的项目经理诉苦："我们做得很好了，凭什么不及格!"身为工程部长的我(25 岁了)居然哭了鼻子，当时很多同事和我的总工都在场，我的项目经理和总工理解我的同时不免也会感叹我的不成熟。争强好胜和积极进取在某些方

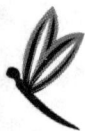

面的确帮助了我，但是我极端的个性和不善于与人沟通的缺陷也拉了我的后腿。我从小学到初中都是被老师捧到天上去的学生，然而我的情商却差得一塌糊涂。

某些时候我的家庭也不是很和睦，记忆中从小学到初中的那一段时间父母经常吵架。大概是我 10 岁时，有一次父母吵得很厉害，双方都不让步，我也不知道怎么办，于是只好离开家围绕着村子不停地走，一圈又一圈。那时的我内心十分无助，失魂落魄。这很大程度上促使了我以后暴躁和极端性格的形成。康复后我看了《焦虑症和恐惧症——一种认知的观点》一书中所介绍的"认知机体"后，我才明白我为什么会出现完美主义和暴躁又不知道妥协的性格。

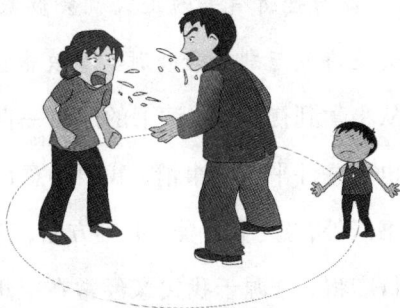

认知机体是美国著名神经病学家艾伦·T.贝克提出来的。他认为，机体结构要素的集合或群集就构成认知图式。当特定图式或一个图式的群集被激活时，它们的内容直接影响个体在特定时间内的知觉、解释、联想和记忆内容。由此会产生行为—情绪等的一系列连锁反应。这段话过于晦涩，我以"挫折"（比如我父母吵架我不知道怎么办就是一种挫折）来举例说明。如果一个人

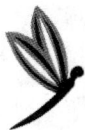

遇到挫折，可能会在他的脑海里留下记忆，这个记忆可能由若干个片段组成（争吵的场面），这就是要素的集合或集群并构成了认知图式。如果下一次再遇到类似的挫折（会被认为再次受到威胁），先前与挫折有关的图式就会被激活，比如我父母争吵的场面也会使得我与别人争吵时具有攻击性。

从小学到初中，我读书的成绩一直比较好，因此受到老师的表扬也是一件平常的事情，我很得意，我的父母同样如此。但除了读书以外，德、体、美、劳等方面，我似乎做得很不足。我8岁就会打麻将，这源于我父亲经常在家里摆牌局。我10岁开始和同学赌钱——把小钱放在手里玩猜总共多少钱的游戏，谁猜对了所有的钱归谁。我打牌的水平很高，高峰时期我能够记住大约80%我所码过的麻将牌在具体哪个位置，我曾在单位上打牌连续13天不败，我为此大为得意，但是我现在已经不打牌了，因为我的女儿已经开始长大。读初中时，有一次午休我跑出去玩被班主任发现了并批评了一顿，我气愤地放掉了他自行车轮胎里面的气，结果在教室外面被罚站了一个小时。还有一次我在学校里面玩花炮，结果被校长撞见了，罚我跪下，乃至于日后在县城里面见到他我都视而不见。我不否认那个时候我所受的思想教育有点简单粗暴，我现在跟某些患者交流时亦或是我读到有关心理动力学书籍的时候，我发现一个人的成长经历对其以后的人生会有多么深远的影响。如果换作我是老师，我会认真跟学生交流一下，从而在那个时候就矫正他的一些错误的行为方式，但这只是因为我目前对心理学比较了解，如果我不了解，做法可能依然如我当初的班主任和校长那样。所以，现在中国的小学和初中教育开始注重孩子的全面成长而非单方面地强调学习成绩，一些危机干预也逐渐开展，应该说这是非常正确也是很有必要的。我在这里并不是埋怨父母和老师，或许他们也是当初不成熟的教育的牺牲品，但是我希望这种不成熟的教育尽量不要继续延续下去。在我们身边的孩子未满14岁的时候，我们应该给予他们更多的关爱和共情，如果试图用极端的方式去解决问题，有可能导致他们在以后的一段人生之中更加叛逆，事后又会追悔莫及。就这样进入了高中，我那时候没有什么明确的读书目的，觉得读书只是为了证明自己，任凭父亲怎么说我考不上大学就要回家种地云云。同时我觉得被父母管教惯了终于可以逃出魔掌了。高一开始我迷恋上了电子游戏机，一年下来成绩中等，但肯定没有之前那么好。我的爸爸很着急，我更觉得没有什么，心想大学还是考得上的。每次我回家领取生活费的时候，我的妈妈都要跟我唠叨一番，尽说一些我不开心的话。记忆中从我上小学开始我的妈妈就给我灌输一些"负面"的信息，比如"钱放好啊，当心被偷啊""当心被人骗啊"等等，养成了我谨小慎微和一遇到事情就往坏处想的性格，不可否认，这点是我神经症康复以后感悟最深的地方，也是我的妈妈对我教育最失败的地方。神经症的康复很大程度

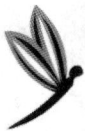

上是要消除负性思维，要更加积极乐观地对待症状。

艾伦·T.贝克在其《焦虑症和恐惧症———一种认知的观点》一书中指出，焦虑的核心就是脆弱性，这种脆弱性来源于认为受到了潜在的威胁或恐惧。基于此，应对焦虑的五步法里面最后的一步就是"期待更好的"。

我们要积极乐观地对待症状。马云在创业初期面临着很大的资金困难，很多次都被风险投资基金拒绝，然而每次他回来却跟员工说："我又拒绝了一家风险投资。"正是他的这种积极乐观的精神和坚持不懈的努力使得阿里巴巴最终获得了雅虎和软银的投资，也给他的员工带来了信心。从心理学层面来说，积极的心态所带来的好处是能够增加做事的动机（或者说行动力），很多时候，我们在患神经症时的沉沦并非出自我们的本意，而是由于我们被悲观的情绪所笼罩进而失去了动力。如果我们哪怕是被症状折磨得很痛苦的时候，脸上依然流露笑容，这个时候，我们身体的潜能就会得以释放。某种程度上来说，积极的心态能够让我们以更广阔的视角来审视当下的事情和自身的痛苦。

高中时期我暴躁、极端的性格开始明显表现出来。由于我长期不扫地，就算班长叫我去扫我也置若罔闻，班长没有办法只好去向班主任告状，结果就是在离高考只有不到 3 个月的某一天，班主任气急败坏地把我的书桌从 3 楼的教室扔下去了。这不能怪我的班主任，只能怪我，因为我不扫地已经不是一次两次了。

当我回到教室时发现书桌没了，好心的同学已经帮我把书捡起来了，并劝我向班主任道歉，但那个时候我脑子里似乎没有道歉这个词。我走出教室，在操场的台阶上坐了整整两个小时，一种失落感涌上心头。我开始罢他的课，不去上他的数学课了，但是我内心深处不服输的潜能被调动起来了，我暗自努力，也相信凭我的努力两三个月后考个重点本科应该是没问题的。结果我以超过重点分数线30分的成绩被一所重点大学录取。这段经历对我神经症的康复也至关重要，读者可以看我后面是如何绝地反击的。

在我身上，先天性的遗传因素是敏感，我父亲就是一个很敏感的人。我性格中不好的一面就是完美主义、暴躁、极端、不知道妥协，好的一面就是不服输、喜欢阅读，也稍微有一点领悟力。这种性格是受到了家庭、社会环境和教育的影响形成的，且在18岁左右基本趋于稳定，但它并非一成不变，如我的这段神经症经历以及森田疗法对我的陶冶就改变了我的一部分性格。比如我已经学会了宽容，有时候在发完脾气后我能够快速地冷静下来，我努力地开始让自己变得更大气和更有胸怀，我在压力面前已经没有那么脆弱，我也不太关注于我的生死。通过对我过往性格的分析以及结合我对部分神经症患者的了解，可以得出我们患上神经症的一部分共性性格特征。

神经症患者的共性性格特征是完美主义。受到先天性气质

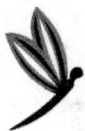

和后天性人格形成的影响，诸如自我中心、胆小、懦弱、敏感、脆弱、多疑、自卑、自信心缺失等等在某些患者身上表现得比较突出。但完美主义占据了最大的成分，**这种完美主义背后透露出来的欲望不仅表现在外在的物质追求方面，还表现在内在的不切实际的生的欲望和迫切获得认同方面。**

延伸阅读

应对焦虑五步法

走出焦虑状态的关键是完全接受它。保持原状，接受焦虑会让它自动消失。为了更好地处理焦虑，你可以使用（AWARE）策略五步法。使用这种策略，你就能接受焦虑，直到它消失。

接受焦虑（Accept the Anxiety）

Webster 将接受定义为"同意接受"。同意接受你的焦虑、欢迎它。在焦虑出现时，大声地对自己说出"你好"，说"我慢慢会接受的"。

依靠经验来决定怎么办，不要与之斗争。用接受来替换你的拒绝、愤怒和讨厌。抵抗只会让你延长它导致的不愉快感。相反，应该让焦虑顺其自然，不要让它影响到你的思维、感觉和行动。

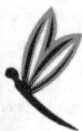

监视焦虑(Watch the Anxiety)

不给予评价——不好、不坏地审视它——公正地监视。不要把它当做不受欢迎的客人来看待。相反，按0～10分给它打分，看它是如何起伏的。带着自我观察来看它，观察焦虑的顶峰与低谷。记住，你不是你的焦虑，你越将自己与这个体验分离，你就越能独立地注视它。

观察自己的想法、情感和行动，就像你是一个友好的但是不会过度关心的旁观者。将基本的自我与焦虑分离开来。简单地说，自我是处在焦虑状态里，但不是焦虑本身。

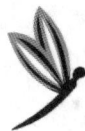

带着焦虑行动(Act the Anxiety)将情形正常化

我们应该像根本没有焦虑那样行动，正常工作，必要时放慢速度，但是一定要继续。慢慢复习，正常行动。

如果你回避这个情形，焦虑就会降低，但是你的恐惧会上升。如果你继续保持在这个情形中，你的焦虑和恐惧都会降低。

重复以上这些步骤(Repeat the Steps)

继续①接受焦虑，②监视焦虑，③带着焦虑行动，直到焦虑降到一个合适位置。如果你继续接受、监视、带着它行动，焦虑就会下降。记住：重复这三个步骤：接受、监视、带着它行动。

期待更好的（Expect the Best）

期待更好的，这时你最恐惧的事情很少发生，但是下次焦虑的时候不要惊讶。只要你是活着的，你就会有某些焦虑。不要抱有你已经轻松战胜了焦虑的这种奇幻信念。期待未来的焦虑，摆正自己的位置，当它再次出现的时候，接受它。

二、一段顺其自然的生活

来到大学，学业上更加宽松和自由。我依然没有什么人生目标，也没有什么坚定信念。我学的是土木工程方向的测量专业，这不是我很喜欢的专业，在读大学时才意识到我喜欢的也许是新闻类或是财经类的专业。大学时代的我学业上不能说烂，但也谈不上好，基本上是在混日子，好在我的学习能力还凑合，考试也没怎么挂过科。唯一的一次打击是我的毕业论文差点被评审老师否决，事实上毕业后我在工地工作的时候就用到了这篇论文涉及的公式并计算出了匝道上的加密坐标，为此我还很得意，不过现在想起来却觉得这也没有什么可得意的。

那么，我这段时间都在干什么？什么都干，打游戏，学下围棋，看书但不是看本专业的书。同寝室的一位同学特别钟爱贾平凹的小说，于是我经常从他那里借来看，我还看了很多别的小说，海明威的书我几乎全部看过，还有村上春树的，以及一些经济类的书籍。我曾给浙江大学的一位教授发过一份邮件，写道："国企改革存在着很大的资产流失，是否需要进行下去？"那是2001年，朱镕基总理正在大刀阔斧地进行改革，没想到浙江大学的那位教授居然回复了我，写道："与国有资产的流失相比，资产的效率更重要。"我好激动，于是又发了份邮件给那位教授，写道："我可不可以报考您的研究生。"他回答了两个字："欢迎。"至于后来，肯定是又被我抛到了脑后。哎！重新学经济学好累啊。

　　我大学时候很穷，和我一样穷的还有一个数学系的哥们，我们经常在月底就没有钱了，我曾靠4个包子挨过一天，等我有钱了（主要是家教赚来的钱）我就开始抽红塔山，得过且过，就这样混日子。实在没钱了，我就找一个和我玩得好的同学借点钱度日。反正那时候有钱没钱，对我来说没有什么太多概念，就是这样混着，无忧无虑，也不知道明天意味着什么，直到快考试的前两周我才回到了学霸的姿态，终日不懈地去教室学习。我大学最为得意的事情就是我一次性地通过了英语四级。我高考的英语可是没有及格的，通不过英语四级我就拿不到毕业证，我无法向我爸妈交差，那段时间我真的是蛮认真的，直到我把一本英汉对照版的《福尔摩斯探案集》读完，我的英语四级也考过了。后来我在学校卖这本旧书的时候，忽悠一个学妹道："我就是读这本

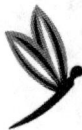

书一次考过四级的，你不买就会后悔。"结果她以五折的价格购买了那本旧书。我和数学系的那个哥们在大学即将毕业之际一下午把旧书全部卖完（那个时候我们可以不买教材而选择学长的旧书）。然后两个人还抬了一张铁架子床去废品收购店，换来了一顿火锅。

这期间我做得最多的就是用各种办法来打发无聊的时间，我曾经计算过我从 B 区的大门走到 A 区的尽头要多长时间，我曾经花了一个半月的时间吃遍学校周围的重庆小面，我曾经一个暑假泡在学校的游泳池里面，我还曾和几个无聊的同学一起跑去重庆卫校欣赏里面的小妹妹，我曾一个人独自享受我在学校电影院里那 3 块钱一场的电影。

这期间有我记忆中非常开心的事情。千禧年的那天，所有的学生在操场上狂欢兔子舞，我曾在无聊的时候随便走进位于风雨操场的一间教室听了一堂非常优美的钢琴课。我的英语老师曾在课堂上跟我们说过她非常喜欢看年轻的我们男女搭配着在略微带点寒冷的冬天里一起去吃重庆小面。一个土木系的绝对的才女因为拒绝了我一次冒昧的邀请（我想要她跟我一起去看电影），我就拿着我兼职家教得来的 30 元钱，让校广播站的同学给我播 10 遍王力宏的《唯一》，并且说是某个人给某个具体学院某个具体专业的某个具体年级的具体的那个人。那帮人当然乐得见到，反正无聊的占大多数，来点调料当然乐意。结果差点整个

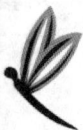

B 区都轰动了。后来和我玩得好的一位研究生知道是我干的，说他们班都笑死了。直到播到第 6 遍，那个女孩子答应和我吃顿肯德基我才作罢，曾经的我就是这么个不要脸、不顾及别人感受的嚣张的人。

还有几件记忆深刻的事情，一件是我拿着 200 元的零钞票去学校外的农业银行存钱，那位柜员虽然笑了笑，但是双手接过了我的钱。一件事情是我把人生之中的第一笔巨款 1500 元——这是我一个暑假的家教所得——存入招商银行，那位漂亮的柜台职员居然起身接过我的钱，我真是受宠若惊，以至于我到现在对招商银行都报以最大的好感。一件事情是重庆市政府需要调查公交线路的站台设置，我们学生可以去参与。忙了一天，混了两个盒饭，到了晚上八点钟，公交车停在了学校大门口，随后工作人员给了我们每人 100 元，参与调查的学生都沸腾了，大唱："我在马路边，捡到 100 元……"只差没有感谢国家感谢党了……一窝蜂地跑去买吃的。一件事情是我们毕业典礼的时候校长跟我们说："同学们，出去了好好工作，遇到困难了还可以问学校的老师。"后来我在工作中天不怕地不怕，实在不行就问学校的老师。

2004 年，国家的基础建设进行得如火如荼，工科生尤其是土木类的比较好找工作，我没费什么力气就找到了工作，于是把第二天的招聘会入场券卖给了别的学校的一位同学，换来 100 元，又换来 5 顿很好吃的火锅。学校拿到单位的聘用函，就给我们买

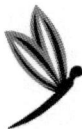

了火车票，然后我就懵懵懂懂地去单位报到了。

整个我的大学时代，现在想来，就如森田疗法里面"顺其自然"一词所表述的，该干嘛干嘛，不谋其前，不虑其后，时时归道。这段生活给我带来了很大的快乐，但也有遗憾，即没有如森田疗法所表述的一样，我没有过多地"为所当为"。

三、步入社会，初识焦虑

我 22 岁之前的生活虽有挫折，但总体上一帆风顺。直到我参加工作，严重的考验才开始来临。我来到位于西安的局总部的时候，身上只有 70 元钱，不敢出去玩，只买了 10 元钱的苹果，其实来的大部分同事都没有多少钱，大部分时间我们都在疗养院"躺着"。那段时间我们上午培训，下午好像没什么太多的事情，实在有点无聊，只想快点去工地。我们就在疗养院的食堂吃着饭，伙食比学校的要好，但我们这帮如狼似虎的人都是能吃的主儿，菜根本就不够吃。大概 5 天后一位副局长来视察，问我们吃得怎么样，我们异口同声地说吃不饱，搞得厨房的管理员很没面子，我们才不管，吃不饱就是吃不饱嘛，结果第二天菜立马多了起来。一个星期后我们被局里指派的公司接走了。来到了公司就等于回到了娘家，第一次住进了三星级的宾馆，泡了个浴缸澡。我现在很感谢当初招聘我的那位人力资源部的主管，我问她你们单位哪家公司最好（学长教我必须要问这个问题），她说我现在的公司，我说那我就要去这家，她同意了。

来公司后又培训了几天，随后我和另外 3 位同事被派往江苏的一个工地，身上揣着公司给的一点安家费。项目经理——一个比较强势的领导者——夜里去火车站接了我们，我们在宾馆住了一晚，第二天就来到了项目部。第一个工地快临近收尾了没多少事情，我被安排去工地拉皮尺。拉就拉嘛，无所谓，反正我也没有什么经验，给钱就行。结果第一个月虽然我只有 10 天的考勤，却给我发了 900 元的工资，我高兴得要死——我就抄抄资料而已。

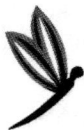

考验开始来了。一个半月以后，我被派去一个刚开工的工地，负责前期的测量工作。我心里忐忑不安，我没有实际经验啊，能不能胜任？那时候工程技术人员比较缺乏，大学差不多一毕业就要派上用场。在这里我遇到了第一位直接指导我的人，一位和善且懂技术的工程师。他给了我一堆技术资料，然后带我到现场去跑了几圈，随后叫来手下的一个测量员，指着我对他说道："你以后跟着他，听他的。"这个和我年纪差不多一样大的山东小伙帮了我不少的忙，扛仪器，教我熟悉 Excel（一种电子表格），并不断地配合着我。令我最为感动的是，一个寒冷的冬天，我躺在被窝里，他让我别去了，而他却带着两个人去测量。工地上的生活是和顺的，我和同事的关系谈不上好，但也不坏，没有太多的尔虞我诈，只不过后来我当上了测量队长以后，原来的那位测量队长被安排去做了现场工程师——我并不认为他水平差，只是他缺少一点魄力——我却没有安慰他，可见我以前飘飘然的性格到现在依然延续。我之所以 3 个月后能够当上测量队长，一方面可能是我学东西比较快，另一方面可能是当时的总工看到我在办公室里面一动不动地坐了一下午只为编写导线联测（一种工程上的术语）资料，事后别人跟我说他看了我几次，然后我就稀里糊涂地当上了测量队长。所以森田博士说神经症患者是优秀的，那么我们更不应该妄自菲薄。

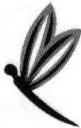

随后我所做的一些事情是领导比较认可的，所以我在第一年被评为公司的劳动模范，只是我性格中缺少幽默的一面——一个暴躁、极端的人怎么可能有太多的幽默——导致我做事情虽然很严谨，但也不是很会留分寸。在领导的帮助、同事们的协助下，我开始步步高升，只不过在这个过程中我还是没有学会处理人际关系。以至于在 2006 年，我的压力开始陡然上升，公司接了一个相当麻烦的修补工程，而我在这个时候当上了工程部长，只有 2 年的工作经历就当上工程部长现在看来有点不正常，但那时候缺人，没有办法只能硬着头皮上。刚开始我连开工报告都不知道怎么写，而工地就要开工了。我曾抱怨过我后来的总工没有指导我，但我的抱怨有什么用？他一天到晚也被那个烦心的工地折腾得精疲力竭，设计一日三变，又是桥又是路的，从上到下都喊累，又不赚钱。我开始焦虑了，一方面我要不断地学习，另外一方面我没有什么管理水平还得管理一帮现场工程师。我害怕领导骂我，很想做好，可是我的能力又不够，于是精神冲突来了。有一次我就跟我的一位主管领导说我不干了，他就劝我说："你还是要好好考虑啊，你还是有前途的。"听了他的话，我的心算暂时定了下来。项目经理也着急，他手下没人，他还专门在内部的期刊上写了篇文章鼓励我们年轻人。我想尽可能地做好，诚然，那个时候我水平有点差，但只能陪着领导这样咬着牙熬下去。终于，项目干完了，我也觉得自己成长起来了，但已经是心力交瘁，加之这个过程我自己又不注意，烦躁的时候抽烟、喝酒，还有应酬，感觉身体有点亚健康了。2007 年我被领导提拔为项目副总工，我知道我的付出得到了他们的认可。在公司期间我认为自己最问心无愧的是我对得住公司给我的每一分钱。我在做铣刨方案的时候都尽可能地考虑了公司的最大利益，倘若我偷点懒，也许也没人知道，只不过我认真负责的性格很难允许我自己这么做。然而起初我最想跟领导们说的是："我当个副部长好了，把另外一个干过桥梁的工程师调来当部长吧。"但是我的倔强和不服输的性格使得我没有这样做，有一种胜利叫撤退，倘若我这样做，公司应该会考虑加强人员配备的，我和我的领导也不会这么累。

身体亚健康只是一个诱因，就算没有这个诱因，我以后的人生中也可能会出现其他的诱因，所谓性格决定命运。2007 年年底，我开始出现耳鸣，突然的一阵阵脑袋发晕，我知道自己是透

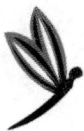

支了，就去买了几瓶六味地黄丸吃。也没怎么多想，无所谓嘛，我胆子大得很，又不怕什么，死何足惧。

四、焦虑加剧，症状产生

　　然而事情的发展往往不是起初所想象的那样子，焦虑能够把一个人打趴下，尤其是我这种有着完美主义倾向的人。2008 年 3 月份春节过后，当我再次返回项目工地的时候头晕和耳鸣似乎有点加剧，我有点紧张了。我开始注意休息，同事叫我去打牌我也很少去，一个人在房间里看一部美国的电视连续剧《越狱》，有一段时间为了评职称就拉着一个现场工程师去工地进行实地总结并完成了 2 篇论文。

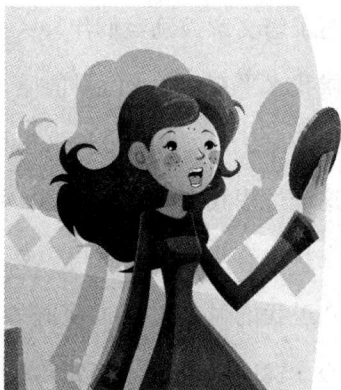

　　头晕依然持续着。3 月中旬，一次严重的耳鸣把我吓坏了。我正坐在办公室里，突然耳朵里面一阵阵轰鸣，浑身大汗淋漓，心跳加速，头晕目眩，感觉濒临死亡。我一动不动，任由这种感觉持续了一个小时才缓过来，然后回到卧室躺在床上，开始分析我的症状，我回想到，2007 年底我曾出现过耳鸣，再回想到从大学毕业到现在的 4 年里我一直忙于工作，经常抽烟喝酒、加班熬夜，应该是身体透支了。于是第二天，我叫司机送我去中医院看看中医，随后做了常规检查，但没有什么异常指标，医生给我开了几瓶六味地黄丸就让我回来了。我这个时候的"非常注意休息"多少带了点神经质的味道，事实上我的注意力开始关注于此。如同森田博士所述的"莫因迷信而忘掉了常识"，我已经开始一根筋地对待症状。这种生理上的症状让我不舒服，更让我不舒服的是我的思想开始紧张，而这种紧张又让我开始排斥生理上的症状。后来我跟某些健康焦虑症（疑病症）患者交流的时候，我跟他们说："我们现在无法让自己的身体回到儿童时代的那么完美，我们期望我们的身体状态永远是 100 分，但事实上这是不现实的也是不理智的。"回来后耳鸣仍然持续不断，经常头晕，我已经开始非常注意休息了。

我开始关注耳鸣，这种关注伴有强烈的焦虑情绪，以至于后来我把绝大部分的研读都集中在有关焦虑的书籍上面。我有时候会用手指头抵着耳朵去观察耳鸣声是变大还是变小了。

起初我在网络上遇到的很多神经症患者都是这样，无法做到接受，我想很大程度上他们如当初的我一样，他们似乎没有搞清楚为什么要接受从而陷入了一根筋的境地。我们要接受的是基于我们不可改变的身体条件、不可改变的生活处境以及无法改变的过往的成长和情感经历。这个时候，我们才能放下思想包袱从

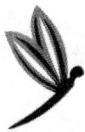

而轻松地接受表面的症状。一旦我们接受了表面的症状，最坏的情况反而不会发生。

　　5 月份，我接到公司调令，由太仓市调往宜昌市。公司没有调我的妻子与我同行（后来领导同意了），我无比失落，这又增加了一丝焦虑。在火车上我做了个噩梦，梦见我的东西被人偷了，心神不宁地也没睡好。下了火车来到宜昌时已经是晚上 10 点，我感觉连拆行李的力气都没有，于是被子都顾不上铺便和衣而睡，但却失眠至天明。项目刚开工，事情不多，经过一个星期的休息，我恢复了一些体力，开始每天上午走 2 个小时山路，下午走 2 个小时山路，就这样 20 天后我的失眠好了，但耳鸣仍然持续，头时不时还有点晕。这期间的耳鸣让我烦躁，于是我便去宜昌市中心医院看了耳鼻喉科，接着吃了 2 周的药，然而耳鸣仍然持续。这个时候我越发焦虑起来，开始上网查找耳鸣的原因，尽管医生已经明确诊断我为神经性耳鸣。

　　这是我在应对焦虑时犯下的一个严重的错误——我干嘛去百度查看那些乱七八糟的东西！我越去关注，只会更加焦虑，因为我在挑战一种医学上已经定性无法

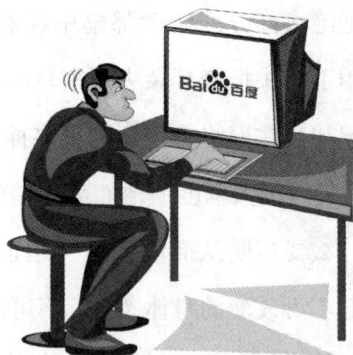

治愈，但却不会影响到我的生命的疾病，我犯傻啊！所以当我后来看到森田疗法里面提到的"精神交互作用"的时候，才恍然大悟——我再也不去百度查看那些鬼玩意儿了，相信医生的话就行。

精神交互作用是指因某种感觉偶尔引起对它的注意集中和指向，那么这种感觉会变得敏锐起来，而这一敏锐的感觉又会越来越吸引注意进一步固着于它。这样一来，感觉与注意彼此促进，交互作用，致使该感觉越发强大起来。通俗一点说就是越是去关注，症状就越明显。

我当初都没有看"精神交互作用"的详细解释，我清楚地记得我当初翻阅《神经质的实质与治疗》一书的情景：我带着焦虑的心情随便地翻看着，没有细读，我细读了的是该书后面附录的森田博士自己的神经症经历，我只想知道他是怎么康复的。他说的"面对讽刺局面干脆拼上命给你看"短时间内给我带来了鼓励，时间一长又泡汤了。当我翻到"精神交互作用"的时候，我似乎意识到了我的问题，我越去想知道答案越麻烦。

但是，此时我已经陷入迷茫之中，就像是中了邪似的，不知道停止，加之这让人不舒服的头晕耳鸣又在不断地提醒着我。不断地吃着药，同时一遍遍地看着药品说明书。一个月后，我的焦虑情绪与日俱增，有一天我望着那一粒粒的小药丸和治疗耳鸣的药，突然心生恐惧：我才27岁，是否要一直吃下去？是否耳鸣不会好了？万一聋了怎么办？（**注：遇到问题往坏处想的认知定势**

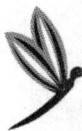

被唤醒）从那以后，我一遍一遍地看着药品说明书，明明是治疗头晕耳鸣啊，怎么就是不见好呢？我想让自己不去想，但完全控制不住。这种与日俱增的焦虑使得我无心上班，耳鸣似乎让我变得更加烦躁。这种焦虑大概持续了 10 天后，更严重的情况发生了。有一天晚上我躺在床上，突然头就像爆炸了似的轰鸣起来，我又出现了濒临死亡的感觉，大概半个小时后症状消失。从那以后我开始变得胆小起来，甚至电视里打打杀杀的镜头都让我感觉害怕，就像电视里战场中出现的子弹有一颗将会射向我似的。我已经把起初的死何足惧抛在了脑后，开始恐惧死亡了。至此，我可以被称为神经症患者了，我已经出现了惊恐障碍。

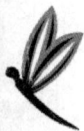

五、开始寻求治疗

焦虑，恐惧，无时无刻的耳鸣向我扑面而来，我知道这是我的精神上出了问题了。我去宜昌市中心医院寻求帮助，结果那里还没有开设心理咨询门诊。不得已我只能返回，但回来后还是感觉自己承受不了，于是只好去宜昌市精神病院（我知道我不是精神病患者，或许他们那里有心理咨询医生）。我不敢用单位的车，怕同事笑话我，我独自打的过去，结果经历了一次不算是成功的咨询，我觉得那位年轻的医生似乎在用对待精神病人的那套对待我（注：现在的心理咨询和药物都已经很普及了，也更专业）。结果我就再也没去了。

回到项目部，我在办公室里坐立不安，我对面坐的那位总工程师倒是完全地投入到工作中去了。当时我所在的项目是局重点项目，公司正在不断地加强着人员配备，应该说节奏还是比较紧张的。起初我还没有陷入症状里面去的时候，每天都能够全身心地学习《路桥施工计算手册》以及温习书中的有关爆破方案，而现在我已经无心看书和做方案了，焦虑和恐惧已经充满了我的生活了。

上午终于熬过去了。中午吃罢午饭，躺在床上休息，却怎么也睡不着，昏昏沉沉地一看手表，已经是下午2点了，我只得又回到办公室。混了一个小时，实在坐不住了，于是找个机会溜出去散步了。我意识到我要找点事情做或者和人谈谈话也好，在办公室我是做不到这一点的，至于和同事交流我的焦虑和恐惧，我当初有点怕丢面子，何况大部分同事都比较忙。走出项目部，我沿着山间小路往居民区走。我戴着眼镜，穿着工作服，当地的老百姓很容易辨别出我是镇上项目部里面的人，见了我都很友善。我身上揣着项目部配备的招待烟（比当地居民平时抽的高级不少），见人就发一根，结果10天左右我就和当地的居民混得很熟了。我找机会尽可能地与他们聊天，什么都聊，希望以此来转移我内心的焦虑和注意力。这在当时是有一点作用的，可当我一个人孤独地走在山间小径上时，那股混乱不安的思维又会扑面而来，一

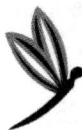

种莫名的恐惧开始涌上心头，手心都似乎出了汗。终于有一天，我跟一位看上去有点学识的当地居民谈起了我的神经衰弱。

我说："我睡觉睡不好，一般下午都会出来散步。"

他说："你是不是工作压力有点大？"

我说："没有，工作我还是能胜任的。"

他说："我认识一位中医，你可以去看看。"

我说："我看了也没地方熬药。"

他说："你拿过来，我帮你熬，下午你来喝就行了。"

于是我去看了那位中医，把药交给这位居民，顺便给了他2包很好的烟，他起初不要，我硬塞给他了。此后我每天下午都去他那里喝熬好的汤药，但是十来天下来，好像也没有什么明显的效果。我跟他说算了，并对他表示感谢，他知道我胃不好，送了我一点自家种的花生，说是养胃的。我当初很感激他，以至于后来我再次回到项目部的时候，我用我手上的那么一点小权利，给他在工地上找了一个项目部正好需要的差事。

我很清楚地记得有时候我走在路上都有点不真实的感觉。有一次我和同事们去了宜昌市市中心，走在街上，嘈杂的声音似乎与我隔绝，同事们兴冲冲地谈论着，吃着东西，我却一点也提不起精神来。我走在乡间的小路上时也曾有过这种感觉，似乎脑子要爆炸了，似乎我会患上精神分裂，一种莫名的恐惧顿时涌上心头，一阵阵地心悸。

终于，我和我手下的一位工程部长谈论了我的神经衰弱。起初，他并不是很理解，没有这种亲身经历的人是很难明白的。然后，项目部的人知道我患上了神经衰弱，对我都比较好，很多工作都是他们帮助我完成的。最后，我的项目经理也知道了，并问我的妻子是不是工作上她给我的压力太大！起初，我的妻子也不知道我的惊恐障碍是由于健康焦虑引起的。恰巧公司领导来项目部检查，我们的那位女总经理也过来了。大人物都来了，我们这些小人物只有靠边坐，但是我观察到她在开会时向我扫了几眼。我算是出名了，在此之前我没有听说过我们公司在我这个年纪有患过神经症的，何况在领导眼中看来我还算是个优秀的工程师。

我的状态似乎越来越差了。就算我康复后，在我没有看到贝克等的书之前，我一直很困惑：为什么我的精神会垮塌得那么快？直到后来我康复后阅读了贝克等的书才明白。如果人被长期笼罩在负面情绪和担心害怕的情境之中，人会在一段时间内失去正常的思维："我们的生活本应是该干嘛就干嘛的。"我终于决定向领导请假一个月回家休养。我记得我的项目经理（兼公司副总经理）曾对我说"都是农村出来的，有啥神经衰弱的"，可是我当初真的不能理解这句话。

在这里插一句，我一直强调焦虑应该尽早地干预。一旦形成焦虑症或者惊恐障碍，就不是你想摆脱就能够摆脱得了的，你也许会接触到一些正确的做法，但是这些正确的做法在你眼中看来

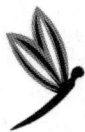

已经是有点难以接受了。

回家后的第 3 天，我开始失眠了，我的精神状态越来越差，似乎就快要扛不住了。由于失眠严重，我去医院买了安眠药。想想当初我初到宜昌那么难受的日子里，我也曾渴望有医生能给我开安眠药，第 2 天我还是忍住了没去，结果 20 天后我睡着了。如今安眠药放在我手上，我是怀着无比惊恐的心情把安眠药吃下去的。第 2 天醒来头昏脑涨，这一晕又似乎让我觉得头部有了什么严重的问题。

终于，在回家的 10 天后，我决定去医院住院了。来到医院，人山人海，一位 70 来岁的老教授听不明白我啰啰嗦嗦地说了些什么，给我开了一张心理测试的单子，结果显示我是轻度抑郁和惊恐障碍。教授看了结果，告诉我无需住院，并给我开了点安定和西酞普兰（一种治疗抑郁症的药，兼有治疗惊恐障碍的效果），末了问我住在哪里，我说我一个月后要去宜昌上班。他说那边应该有西酞普兰买，那就不多开了。回到家中，安定我吃了，西酞普兰我不敢吃——说明书上写的一大堆副作用让我不寒而栗。

在这个阶段，耳鸣对于我来说已经退居第 2 位了，我想只要不焦虑、不恐惧就好。我努力地想让自己不去焦虑、不去恐惧，暗示自己不要怕，但这种积极的心理暗示仿佛是一张画饼，根本充不了饥。一个月的假期很快就到了，不得已我只得回项目部。回到项目部后，在办公室里我总是坐立不安，并不停地去卫生间的那面镜子前洗手，几乎每隔一个小时我就要去洗一次手，试图通过洗手来缓解我的紧张情绪。办公室里的那位小女孩放着的那首《北京欢迎你》让我异常烦乱，这首歌在日后的大半年里都在我耳边萦绕。

我心烦意乱，终于忍不住吃了西酞普兰，说明书里面的不良反应似乎在我身上开始印证。那些可能产生的抑郁倾向似乎让我更抑郁了，药物可能产生自杀行为的副作用又让我想到了自杀。4周后药物被我吃完了，我又跑去宜昌市中心医院，结果医院没有这种药。这时我慌了，说明书上写着要持续治疗3个月。于是，我赶紧从单位拉着妻子一起跑回老家——我害怕一个人回来。那晚在火车上我是吃下去了2粒安眠药硬撑着回来的。我的妻子受了不少苦，我清楚地记得当时爬上宜昌市火车站那高高的台阶的时候是她拖着行李，而我似乎觉得自己没有力气。

这个时候的我已经相当焦虑和惊恐了。我试图摆脱这种状态。我买来毛笔和纸张，打算通过练书法来静心，结果写毛笔字的手一直在抖，根本就静不下心来。我不敢看电视，里面一出现打仗的场面我就害怕，但是我又想去看电视，以证明我不害怕。我怕自己睡眠不够会死去，于是强迫自己每晚必须有8个小时的睡眠，其结果是失眠更加严重。我的手不停地在抖动，坐立不安，头痛欲裂。跑去医院，医生给我做了甲亢检查，结果一切正常，医生说我这都是焦虑引起的。我采取了一系列有可能缓解焦

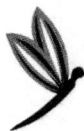

虑的措施——与人交谈，虚假地关心他人，可当别人走后，内心深处更加不安，我真的不知道该怎么办了。

我只好继续吃着西酞普兰。这种药在我身上的副作用表现为嗜睡。20 天后，我似乎好了些，但没有回到我认为正常的生活状态。什么是正常的生活状态？我觉得是充满精力地工作、生活和学习。可我精力依然不够充沛，我的耳鸣还是在持续，我还适不适合在路桥单位工作？于是我开始拼命地去看中医，希望中医能调理好我的亚健康状态。结果一个月后，我又向西酞普兰妥协了，精神交互作用开始了一个新的轮回(注：起初我并没有科学地停药)。

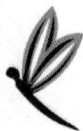

六、初次接触森田疗法

这个时候我想起我的一位同事说过他的弟弟和我有类似的症状，并给了我他弟弟的电话号码。我赶忙打过去问他吃的什么药，他说是盐酸舍曲林片(一种治疗抑郁症的药兼有治疗强迫症的效果)，并告诉我医生建议他看看森田博士写的《神经质的实质与治疗》一书。我半信半疑地在网上下载了该书，我用了半个小时的时间就把这本书看完了。这样看书能收到很好的效果吗？当然不能。我为什么不能耐着性子认真看完？现在看来这是艾伦·T.贝克的研究在我身上的印证。

"我们的研究已经证实，所有的集中在生理和心理经验的注意力妨碍了关于他们善良本性的现实性推理""这种固着会导致他们无法使用矫正信息，无法思考和用一种理性的方法来评估他们的恐惧思想"。

　　所谓的看第一遍书，当时在我看来也就是寻求一下心理安慰而已，我已经固着于这种恐惧的感受之中了。第一遍我压根就没有认真看，因为看书让我心烦意乱，一心只是想着如何尽早摆脱症状。我终于作出决定，准备回家休息半年了（这个决定在当时看来是正确的，现在看来是非常错误的）。于是我回到家中，继续吃着我的西酞普兰，这期间我也确实是累了——在床上昏睡了十几天。这段日子是我人生中经历的最为昏暗的日子，我似乎感受到自己就是一副空壳，每天在那里似睡非睡。大概吃了一个月的西酞普兰以后，我的情绪开始逐步稳定了。在家呆着很无聊，我的妻子已经去项目部上班了。总不能两个人都呆在家里。她是一个比较坚强的人，在我患神经症的时候她给过我强有力的精神支持，事后回想起来，总觉得家庭的作用真的是很大的。

　　于是我开始看书，开始看介绍国民党将领的书。这个时候我有一种病态的感受就是喜欢把那些将领的出生和离世的日期相减以求得他们寿命的长短，我已经太在乎生死了。这其实就是一种健康焦虑症，事实上人哪有那么容易就死去的？而且这个时候我有一种奇怪的感觉，似乎看书时间稍微长一点就觉得累，原来的我可是不这样的。这期间我的母亲为了我受了不少罪，到处烧

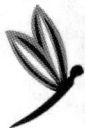

香拜佛。虽然我患神经症特严重的时候也不信这套，考虑到母亲的感受有时候也只能跟着去。

我依然紧张不安，有时候会感觉到莫名的恐惧。等到药吃完的时候，需要去省城买药（我当时住在农村老家），于是我坐上了早晨6点钟的那趟班车，即使坐在车里也会有一种恐惧的感觉，我昏昏入睡一直熬到了省城，然后打个的士直奔医院。医院依旧是人山人海，我勉强挂到一个副教授的号。我愁眉苦脸地坐在她面前，对她诉说我的诸多不适，她笑着对我说："二十几岁的，怎么看上去像个瓷娃娃？"这句话对当时的我影响很大，以至于我后来除了接受心理咨询的时候，都不再跟医生抱怨什么了。买药回来后，心想着不能这样依赖药物，我还是要去读读我同事的弟弟提到的那本书，于是我网购了本《神经质的实质与治疗》，正儿八经地开始看起来。

七、边犹豫边践行

认真看书确实能起到一定的作用，我开始搞清楚了疑病素质，原来我的症状是由于过度地担心耳鸣引起的。担心是正常的，这是人的本性，但是我这样持续地担心终于形成了一种精神上的倾向性，这让我欲罢不能。

疑病素质：疑病性，就是疾病恐怖，即害怕疾病的意思，是人有生存欲的表现，是人的本性。因此，可以说它是所有人都具有的一种性情，只不过其程度过强的时候，就开始形成一种异常的精神倾向，逐渐呈现出复杂、顽固的神经症症状，从而成为疑病素质。通俗一点说，有时候怀疑自己有病或者有慢性疾病的人关注疾病的部位、担心都没有什么太大关系，但持续性地、过分地去怀疑和担心就不正常了，这就是疑病素质。

我意识到不能再去担心了，我又领会了一遍精神交互作用，发现我更加不能去敏感了。从这时候起，虽然我并没有从心里面去接受我的耳鸣，但是我已经初步地接受了我的症状：恐惧、耳边萦绕的歌曲。至于失眠，似乎我还没有接受，我依然吃着安眠药。有些时候，突然来的恐惧似乎又能把人拖到症状里面去，我又开始担心起来，担心我能否一直坚持下去，后来我在网络论坛上了解到，大部分人看书的时候都有这样一个心理过程。

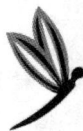

八、心有不甘继续求治

很显然，靠自己看书去领悟是要有一个时间过程的。神经症的一大特点就是症状会反复，而且反反复复。某一段时间觉得自己好了，某一段时间又觉得自己没有好，来来回回地折磨人，一点一点地摧残着我仅剩的一点信心。后来我总结道：在治疗的过程中保持足够的耐心至关重要，冰冻三尺非一日之寒，何况要去融化错误的病态感受。当我的症状开始反复的时候，我原本就很暴躁的脾气让我更加烦躁，有一种昏天黑地的感觉。这本书看到了第 2 遍，似乎也没有多少用，那就继续去求医吧，我决定去看看中医，结果又是一轮补脑安神的中药调理下来，也没有见到多少效果。我甚至对中医产生怀疑了，于是自己在网上一个一个地百度搜寻中医师开的每一味药，甚至买来中医书籍自己看。一个显而易见的结果是我抱着那么高的欲望去治疗我的神经性耳鸣和我的惊恐，肯定是徒劳的，这时候我已经有明显的抑郁倾向，我觉得我被打趴下了。终于在停药一个月后，我不得已只好又借助西酞普兰了。不过这个时候我耳边萦绕的歌曲已经不知不觉地消失了，只是我自己没有意识到而已。就这样 3 个月后，半年的假期也快到了，我要去单位上班了，于是我带着两个月剂量的西酞普兰去了单位。

九、再次接触森田疗法

当然，我随身还带着森田博士所著的那本《神经质的实质与治疗》，我还是要看书啊，我已经从医生那里了解到药物能够帮助我缓解症状，但最终还是要靠自己。于是我又看了森田博士自己的治疗经历，看到当他患神经症的时候，他通过拼命地学习从

而把他的神经症甚至脚
气病都治好了。于是我
回到单位上也开始拼命
地工作起来，心里想着死
就死吧，有什么好怕的。
我随身带着安眠药，管它
有没有效果，反正每晚吃

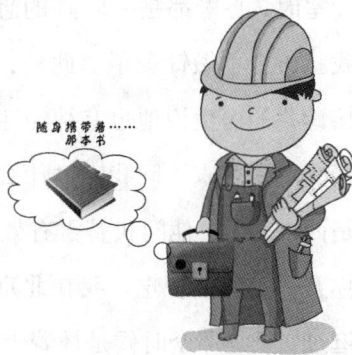

下去2粒就睡。果真还有效果，人的注意力开始分散了，至少我
没有很恐惧的感觉，但是我在拼命地工作和玩的过程中，身体素
质逐渐变差。身体素质一变差，心慌气短又跟着上来了，疑病素
质又来了。看来我在领悟森田疗法的方向上出了问题。哎！那
时我表面装着无所谓，内心却充满了冲突，我真不知道该怎么
办。这个神经症怎么把我整得这么惨！心灵脆弱了，彻底脆弱
了，于是我开始逃避，开始沉浸于"我是一个病号"的感受中了，
接着我请长假回家了。

十、医院就是我旅游的地方

没有办法，我只好去医院。中医、西医都不知道去了多少
次。记得当初我去湖南省中医药研究院做针灸治疗的时候，我躺

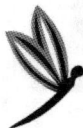

在治疗室时，心里都是一阵阵的恐惧，煎熬着坚持做完了针灸，后来我就再也不做针灸了。此外，我还去过北京大学第六医院，一位接诊我的医生说他也有神经性耳鸣，说没有什么关系的，但是我接受不了。末了问我吃过什么药，我说湘雅医院的医生给我开的是西酞普兰，他问我是否有效果，我说有一点效果，他说那我给你开一点你接着吃。我在北京呆了 20 来天，著名的公园我都去逛过，只是那个时候是怀着焦虑的心情去逛的，很可惜没有很好地欣赏风景。我曾连续吃过半年的中药直到我妻子说我身上都能闻到药味，却依然没有缓解我内心的恐惧。我住在 10 楼，每天晚上我都提心吊胆——我是否会从楼上跳下去，这就是所谓的症状的泛化。因为有一次我联想到大学时有一位比我高一级的学长从我们那栋宿舍楼跳下去了，我开始担心起来，害怕自己也跳楼了。在起初回来的那 2 个月里，我每天拉着妻子散步，恢复了一点精神。后来回到县城的丈母娘家，我变得懒怠了，每天啥事不做，只知道提心吊胆，还有就是跑医院。终于有一天我崩溃了，我对妻子说我想死。我那时是真有想死的念头，结果我妻子的一句话把我拉了回来："要死我们就一起死"。我想"旅游"医院也不是件事啊，太耗费我的时间和财力了，我也不想让我的青春就浪费在这样的地方。

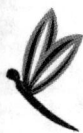

十一、终于奋起一搏

我打定主意去住一次院，这次我选择的是省城的第三大医院，人没有那么挤，第一大医院就算我想住人家也不让我住——压根就没有床位。我规划好了，最后 1 万块钱，治得好就好，治不好这辈子我再也不去治了。来到住院部，住院医生接诊了我，我说我头疼，睡眠不好，有时候心悸，医生说你先检查一下，凌晨 5 点我被护士叫醒，迷迷糊糊地被抽了几管血，尔后护士在我床头放上了要做的检查单：CT、B 超、心电图以及微量元素检查单，第一天的检查就花了近 2000 元。第 2 天，他们的一位主任医师过来看了我的检查单并问我了过往的就诊情况，他说："小伙子，没事，你只是神经症。"接下来我在医院的几天里每天输着一种我现在已经记不起名字来的液体，每天晚上临睡前护士在我床头都放了 2 种封装好的小药丸，我通过第 2 天的费用清单只记得有一种是黛力新，另外一种已经不记得了。然而，7 天下来钱没了，病还在。我出了院，我性格中倔强的一面开始救我了，我视死如归地去省城的第一大医院随便挂了个号，直接要医生给我开西酞普兰，拿着西酞普兰和 10 粒安眠药我回来了，以后我去医院啥话也不说，只要医生给我开点西酞普兰。现在想来，这才是我真正康复的开始：我豁出去了。现在很多时候，当某些患者

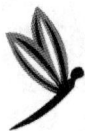

要我仅仅给他们一点建议而不是深入交流的时候，我都会对他们说:"人没有那么脆弱。"我也希望读者看到这里能够相信我的这句话，至少我就是通过"豁出去"走向康复的最佳例子。

话说回来，如果能够理解"我为什么要豁出去"就会更加坚定自己的行动力。"豁出去"当时是增加了我的行动力的，但是我也不知道自己是否能一直做下去，既然那位同事的弟弟看森田博士的书有用，那我也应该有用。我在网上搜索到了森田博士的另外 2 本书:《神经衰弱和强迫观念的根治法》以及《自觉和领悟之路》。说实话后面两本比第一本好懂，更加适合患者阅读。尤其是我看《神经衰弱和强迫观念的根治法》受益匪浅。我开始认真地慢慢读起来，遇到不懂或者不明白的地方就跳过，当读到"神经症的症状由过高的欲望引起"时，我算是醒悟了我神经症的起因:太过于追求完美，太怕死。于是，以后的日子尽管这种欲望时不时地在我脑海里浮现，但我不和欲望作对。慢慢地我体会到:自身条件能否让我实现欲望，如果能，我努力地去做;如果不能，我选择放弃。同时我又理解了一遍"精神交互作用"和"归顺自然"，我那时候的理解是:管它那么多干什么，恐惧就让它恐惧去吧，它恐惧它的，我照样干我的，有本事你让我 24 小时恐惧!终于，我感觉我不那么恐惧了，我是真的豁出去了。当我康复后读到《精神焦虑症的自救》(病理分析卷)一书中所列举的三大法宝"工作、勇气和信仰"时，我发现这与森田疗法如出一辙。

虽然奋起一搏的过程并非是一帆风顺的，我有时候也犹豫，由于体质差的原因，有时候还是去吃吃中药，但我基本没有抱有太高的欲望。尤其是恐惧来临的时候，整个人有点失控的感觉，这段经历我将写在后面的"症状来临的应对措施"章节中。我后来看了大量的书籍，研究了大量的患者的心理，我想就算像森田博士在其书稿里面说的"要死给他父母看那般赌气地努力学习"那样，这个过程中也应该有犹豫的时候，因为起初在没有获得一定的良好体验的基础上，人类的情感是很容易波动的，尤其是在患者认为他受到了"威胁"的时候情绪波动得更大。这个获得良好体验的过程一方面需要患者拿出"奋起一搏"的勇气，另一方面需要接受到正确的认知，不要走错方向。

奋起一搏后并不能够解决所有问题。比如恐惧消失后我的焦虑依然存在，我还是希望自己尽快好起来，能够重新回路桥公司上班。我再一次去医院看病是因为我的咽炎，我想要不要顺便去看一下心理医生呢？于是我去看了心理医生。在等待的过程中有2个人让我印象特别深刻：一位女孩子说她一坐公共汽车心里就不舒服，人就发抖；另外一位看上去很健壮的男孩子，在医院里做了2天的检查仍然还要去做检查，他说今天只是到这里来看看。见了医生，医生听我说了半个小时，当听我说到看过森田博士的书的时候便问我道："你明白了什么？"我说我明白了顺其自然，他说那很好，至于其他的话我已记不清了，事实上我把书

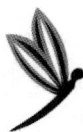

读到第 3 遍的时候还没有完全明白什么是顺其自然。

十二、过程中的体会

我已记不清我是什么时候没有吃西酞普兰的，应该是 2010 年年中吧，期间也是断断续续地吃（注：患者用药应该咨询专科医生）。大概是在我第 5 遍读完森田博士著作的时候，我觉得已经没有必要吃了，**我已经从心里面接受了我的症状了**，这个时候我已然没有什么明显的症状了，只是偶尔失眠，有时候还会偶尔恐惧一下。2010 年 10 月底我去项目部上班了，但是那种工地生活让我受不了，由于经常应酬，胃出了点问题，晚上熬夜也让我感觉很疲劳。2012 年年中我回到了家中，身体确实很差了，呆在家中没有什么事情做，我为此焦虑过很长一段时间，最后又看起森田博士的书来。

注：有一部分患者可能暂时脱离了原来的工作或者失去了工作，神经症康复以后为了生活和工作，难免会出现焦虑。森田博士说过神经症患者都是优秀的，如果我们拿出跟症状作斗争的那份精力和执著，还有什么事情干不成？立足于现实，从自身的实际情况出发，就会在社会上有一席之地，生存下去肯定是没有问题的。以我为例，我在这个过程中为了找点力所能及的事情做，去了我家附近的一家餐厅给人端盘子，我真的佩服我自己的勇

气，我原来是一个多么高傲、多么自以为是的人！

　　看这遍书应该是我康复中的再次身心调节和康复巩固，我真正理解了活在当下的含义，也深刻地理解了欲望。我在践行森田疗法的过程中有过太多的体会，绝非一言两语能够说清楚，其中涉及的一些具体内容和技巧以及我的心得，我将放到本书的下半部分进行讲述。本次看书最大的体会就是：我是干不过症状的，除了接受我别无他法。虽然刚开始很难接受，但是可以先从放弃对抗开始，这个过程是一个持续的、一点一点进步的过程，绝非一天两天，越着急越不会好。当我彻底接受了我的神经性耳鸣、接受了我的处境的时候，当我开始做真实的自己（承认目前自己是焦虑的，我是有神经性耳鸣的）的时候，我就已经走向康复了。

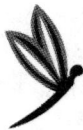

第二部分

领会森田疗法

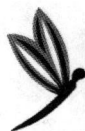

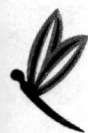

　　我曾跟一位患者说过："你只有认识到了你必须去顺其自然，你才有可能去尝试着做到。为什么这样说？你的症状让你感到痛苦，你向我问的所有问题，都是希望能够立竿见影地解决你的痛苦，这种情况下你怎么可能把'顺其自然'这四个字当作一回事？只有我先回答了你所关切的问题，让你明白你去纠缠症状没有用，让你信服，然后你才会开始体会并在体会的过程中逐渐理解顺其自然。"

　　关于体会，如同森田博士所说是亲身实践、验证之后获得的具体感受。而所谓理解，是根据推理判断得出的"应该如此""必须这样"等的抽象知识，最深刻的理解是在具体实践和体验之后产生的。如释迦牟尼苦行6年之后始得大彻大悟"诸行无常，生者必灭"一语所表明的事理，分析到最后就是"人终有死"一语所表明的意思，这是连小学生都非常明白的道理。

　　因此，尽管森田疗法的精髓"顺其自然，为所当为，活在当下"是患者最终会领悟到的，但这个领悟的过程是由表及里，一点一点深入的。患者最好先要搞清自己症状的来龙去脉，接着开始学会被动地接受症状，然后过渡到主动地接受症状，接下来一步一步地开始实践。践行森田疗法是一个很自然的过程，需要一定的勇气。当然，不只是森田疗法，大多数疗法也是如此。

　　另外，本书主要是想指导患者的实践，一些偏理论性和展开来解释的内容读者可以延伸阅读。

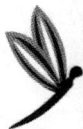

延伸阅读

一、主要名词解释

神经症

神经症是一组精神障碍的总称，包括焦虑症、恐惧症、强迫症、躯体形式障碍，等等，患者深感痛苦且妨碍心理功能或社会功能，但没有任何可证实的器质性病理基础。病程大多持续迁延或呈发作性。

1. 焦虑症

(1)慢性焦虑(又称广泛性焦虑)

情绪症状：在没有明显诱因的情况下，患者经常出现与现实情境不符的过分担心、紧张害怕，这种紧张害怕常常没有明确的对象和内容。患者感觉自己一直处于一种紧张不安、提心吊胆，恐惧、害怕、忧虑的内心体验中。

躯体症状：即为自主神经功能紊乱症状。可表现为头晕、胸闷、心慌、呼吸急促、口干、尿频、尿急、出汗、震颤等躯体不适症状。

运动性不安：坐立不安，坐卧不宁，烦躁，很难静下心来。

(2)急性焦虑发作(又称惊恐发作、惊恐障碍)

濒死感或失控感：在正常的日常生活中，患者几乎跟正常人一样。而一旦发作时(有的有特定触发情境，如封闭空间等)，患者突然出现极度恐惧的心理，体验到濒死感或失控感。

自主神经系统症状同时出现，如胸闷、心慌、呼吸困难、出汗、全身发抖等。

发作一般持续几分钟到数小时，发作突然，发作时意识清楚。

2.恐惧症

(1)社交恐惧症

其主要是指在社交场合下几乎不可控制地诱发，即刻的焦虑发作，并对社交性场景持久地、明显地害怕和回避。其具体表现为患者害怕在有人的场合或被人注意的场合出现，表情尴尬、发抖，脸红、出汗或行为笨拙、手足无措，怕引起别人的注意。因此回避诱发焦虑的社交场景，不敢在餐馆与别人对坐吃饭，害怕与人近距离相处，尤其回避与别人谈话时目光对视。

(2)特定恐惧症

特定恐惧症是对某一特定物体或高度产生的情境强烈的、不合理的害怕或厌恶。儿童时期多发。如害怕动物(如蜘蛛、蛇)、自然环境(如风暴)、血、注射或高度等特定的情境(如高处、密闭空间、飞行)。患者会因此而产生回避行为。

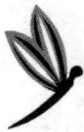

（3）场所恐惧症

患者害怕某一些场所，如开放的空间、封闭的空间等，而且担心在人群聚集的地方难以很快离去，或无法求援而感到焦虑。因此患者常回避这些场所，或需要家人、亲友陪同。

3. 强迫症

强迫症是指一种以强迫反复出现思维和（或行为）为主要表现的神经症，患者深知这些强迫症状不合理、不必要，但却无法控制或摆脱，因而焦虑和痛苦。患者也意识到强迫症状的异常性，但无法摆脱。病程迁延者可以仪式动作为主而精神痛苦减轻，但社会功能严重受损。

4. 躯体形式障碍

躯体形式障碍是一种以持久地担心或相信各种躯体症状的观念为特征的神经症。患者因这些症状反复就医，各种医学检查未发现异常和医生的解释均不能打消其疑虑。即使有时存在某种躯体症状，也不能解释所述症状的性质、程度，或其痛苦与优势观念。经常伴有焦虑或抑郁情绪。尽管症状的发生和持续与不愉快的生活事件、困难或冲突密切有关，但患者常否认心理因素的存在。他们也拒绝探讨心理病因的可能，甚至有明显的抑郁和焦虑情绪时也同样如此。无论是从生理还是心理方面了解症状的起因，都很困难。患者常有一定程度寻求注意（表演性）的行为，并相信其疾病是躯体性的，需要进一步的检查，若患者不

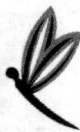

能说服医生接受这一点，便会愤愤不平，此时更易伴有寻求注意的行为。

情感法则

● 要顺应情感的自然发生，听任情感自然发展。情感过程一般构成"山"形曲线，一升一降最后终于消失。

● 如果感情冲动得到满足，挫折则可迅速平静、消失。

● 情感随着同一感觉的惯性，逐渐变得迟钝，直到无所感受。

● 情感在某种刺激继续存在以及对此集中注意时，就会逐渐强化。

● 情感是通过新的经验，多次反复，在逐步加深对它的体验中渐渐培养的。

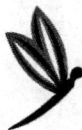

森田的神经症学说形成

森田博士在《神经质的实质与治疗》一书中提出了关于神经（质）症的病理，可以用公式表达如下：

$$起病 = 素质 \times 机遇 \times 病因$$

式中：素质指疑病素质。

机遇是指某种状况下使之产生病态体验的事情，也称诱因。

病因是指精神交互作用。

精神拮抗作用

精神拮抗作用是指出现的与事实相反的心理。森田博士认为，人的精神活动也存在着一种类似屈伸肌相互调剂的拮抗作用。例如，当我们遇到恐怖现象时，就出现不要害怕的自我暗示；当受到表扬时会出现内疚心理；非常想买某件物品时又经常考虑是否浪费钱财等。这就是所谓相对观念。这种对应作用也是精神领域中的一种自然现象，可以保证人的生命和精神安全。这种精神拮抗作用一旦过弱，如白痴、孩童，一旦产生某种欲望，就会立即毫无顾忌地去行动，这样一来就会出现麻烦。这种精神拮抗作用过强，如神经质性格的人，出于欲望强烈和自我抑制之间的拮抗作用，常会犹豫不决而导致精神痛苦，如"强迫性犹豫不决"。又如在某种情况下，会对大家崇拜的某人出现不敬的念头，同时也会想到这是错误的，不是自己真意而加以否定。这种情况在一般人只是一闪而过，不留痕迹，但是有疑病素质和精神拮抗作用很强的人，这些观念会固执地出现，形成拮抗对立，再由精神交互作用，形成"强迫观念症"。

威胁反应与脆弱性

由症状引起的诸如焦虑、不安、恐惧等威胁反应会使得患者错误地去评估危险，处于过度的自我保护与自我防御之中。由此带来的所谓的创伤而导致极易出现脆弱性的一面。这种脆弱性主要表现在自我怀疑和夸大症状以及灾难性预测和恶性循环。

负性思维

基于威胁反应和脆弱性产生一系列的负性思维，极易导致悲观、沉沦。一方面由此会出现注意与意识的进一步固着于病态的感受，另外一方面会导致患者一段时间内丧失常人所拥有的向上欲。

悖论

绝大多数神经症患者都存在着悖论心理。出于对向上欲和欲望的片面理解导致其极有可能发动一场在心理层面无法战胜自己的战争。一方面是由于他的一些无意识的欲望或本能希望得到满足；另一方面是受到内在或外界压力的影响却不准许这些欲望可以随心所欲的获得。

此外，与此相关的是，神经症患者更多的时候喜欢把自己看做是一个弱者，希望获得同情，希望自己集万千宠爱于一身，最终在心理上成为温室里的花朵，很难康复，在付出与索取之间存在着心理失衡。

察觉

也许一个人并不知道正被"焦虑"困扰，莫名地感到不快乐、

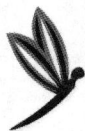

不安全，心神不宁，无法专注于任何事情。或者在症状来临时被症状牵着走，无法摆脱，如同一个人深陷恐惧之中，这种被恐惧所包围的情感会使得他竟然相信主观上的感受是真实的客观存在，从而阻碍了他有关善良本性的现实性推理。

察觉建立在"再教育"的基础之上，将阻止有关思维、感觉和行为方面的恶性循环。

认同

这种认同不单纯出自于精神分析，更多的是表示着一种接受亦或是一种信仰，如认同自己的症状仅是自己性格特征的突出化表现，认同有关向上欲和欲望的合理化解释。

二、我之浅见

我通过阅读森田博士的著作而治愈了我的神经症，之后继续去读其著作时我问了自己几个问题：为什么在初期别人跟我说要顺其自然、不要陷入思想的怪圈时我不以为然？为什么我对森田博士的著作是边读、边做、走走停停的？为什么复杂难懂的语句或是高深的言论对初期的我不适合？为此，我从以下几点作出解释。

认为森田疗法只是针对症状本身进行治愈是形而上学的

有位有强迫行为的患者在接受了森田疗法和行为训练之后，

他有些困惑。比如他老是重复关门达60次，当他践行到最后某一次打算不重复的时候，他开始焦虑了，他认为他像很多强迫症患者有"心瘾"一样，不做就不自在了，很痛苦。事实上这是不对的，也就是说他通过行为训练达到哪怕重复去关6次门，已经不会影响到正常的工作和生活，这就可以了。森田疗法并不是去针对症状进行治愈，而是引导患者在日常生活中去消除对症状的过多关注，从而达到领悟人生。

大道至简的原则

由于森田疗法里面融入了佛家和道家的一些思想，于是有些患者把森田疗法越说越复杂，越说越高深，甚至一股脑地钻到理论当中去，企图为了解决自己的问题不断地去学习，结果反而不能自拔。事实上森田疗法在起初可以很简单地理解为放弃疗法，只是**要记住这种放弃是指放弃对症状本身的关注，而不是放弃自己的生活**。森田疗法是让患者以更积极的心态投入到生活和工作中去。

明确第一步的原则

很多患者在对待自己症状的时候都比较茫然，不知道该怎么做，或者怎么做是对的，怎么做又是错的。那么患者要问问自己：我从森田疗法里面获得的正确的认知是什么？比如森田疗法说要接受症状，那就接受好了。患者本身可能会有很多的症状：

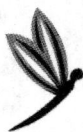

担心、不安、焦虑、紧张，等等。这就需要看他自己能从哪步做起，也就是说要从他认为最容易做到的开始做起。在这个过程中才会不断地积累经验，慢慢懂得如何去应对。

治愈的过程是一个不断反省与自我领悟的过程

似乎很多患者在四处求医无果的时候找到了森田疗法，我也是这样得以治愈的。**这个时候的我才有可能从挣扎中分离出来，静下心来认真想想自己该怎么办。**而后森田疗法开始一步一步地指引我重新审视自己的内心，重新认知这个世界。在这个过程中某些患者的领悟力和反省力比较强，可能治愈的过程就会快一点。某些患者的领悟力和反省力弱一点，也没有关系，只不过治愈的时间比较长一点而已。

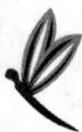

一、森田学说

森田正马(1874—1938)，出生于日本高知县，毕业于东京帝国医科大学。森田博士是一位著名的精神科医生、心理学家，其信仰是事实惟真，由他创立了森田学说与森田疗法。森田博士著有《精神疗法讲义》《神经质的实质与治疗》《神经质及神经衰弱症的疗法》《神经衰弱和强迫观念的根治法》。另外还有《赤面恐怖的矫治方法》《生的欲望》《恋爱心理》《自觉和领悟之路》等著作。其中在中国广为流传的是《神经质的实质与治疗》《神经衰弱和强迫观念的根治法》及《自觉和领悟之路》这 3 本。

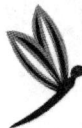

水谷启二谈森田学说

下文是水谷启二对森田学说很好的阐述，在此引用。

为什么会产生神经症症状，其基本条件是"疑病素质"加上"精神交互作用"，使症状恶化呈慢性状态。所谓"疑病素质"是疑病性的表现，即总是担心得病这样一种精神素质，表现为怕生病、忧虑自己身体的异常。这本是人类的本能，是生存欲的表现，丧失这种本能，人类难以生存，但程度越过了一般，就成为特殊的精神倾向，成为"疑病素质"。

有这种倾向的人，精神活动是内向的，对自身的注意胜过对周边环境的注意。因为内向，所以在察觉自己身体稍有异状及情绪不快时就会感到担心，非常在乎。有这种素质的人，把谁都会发生的身心现象，误认为是大病的征兆，从而表现出精神萎靡不振或者卧床不起，或者因此而感到自卑、忧郁，常有自我中心主义，光考虑自己的事物而忽视他人的存在。

反过来说，若认为有精神外向素质的就较好，却也未必。外向性格的人，忘我地追求目的，过分操劳也会搞坏身体，往往忽略身旁琐事细节，容易遭受挫折而扮演失败的角色。因而人类精神状况最圆满的姿态是内向性和外向性调和到恰到好处。哪一方面倾斜过分，则会出现异常，处于危险。我们看到佛陀的像，都是半闭半开着眼，据说表现了这是在均等地观察自身内在和外部世界。只有很好地看清了内部和外部两方面，我们才能够进入开掘自觉、拓展领悟的新境界。

下面谈一下为什么会产生"疑病素质"的问题。对这个问题，森田博士指出，存在先天性和后天性两方面因素。这类精神倾向可因幼儿时期的养育方法和境遇所形成，或者机遇性的原因如精神创伤也会助长这种倾向。所以未必由此断定均由先天性素质造成。另一方面，我们也观察到几个小孩在相同的环境里经同样的方法进行教育，却可以产生截然不同的气质，可见把原因全部归咎于后天因素也是片面的。

　　另一个使神经症症状发展的条件是"精神交互作用"。那是什么意思呢？一般说来，当我们集中注意力于某种感觉时，这种感觉会越来越敏锐，越来越强烈。随着感觉的敏锐，注意力就会更集中于此。感觉和注意的交互作用，相互刺激，感觉越发严重，这样的精神活动过程即是"精神交互作用"。比如，头痛、头脑糊涂等感觉，头晕、耳鸣、心悸、注意力涣散、失眠、胃肠不适、疲劳感、神经性腹泻、便秘、腰酸、性功能障碍，还有如红脸恐怖、社交恐怖、书写痉挛等各种各样的症状。回顾在发病的起初，是把一般健康人都会发生的感觉，由疑病性基调出发，错误地认为这是病态现象或是异常状态而耿耿于怀。当时内心希望是想今后不要再感觉、再发生的预期恐怖，从此构成"精神交互作用"，其感觉越来越明显，精神固着于这种感觉，又千方百计地试图摆脱这一种恶性循环。

　　强迫观念是神经症症状中很复杂的类型，那是把普通人也常常产生的观念当成病态的异常现象。不仅仅担心因为想取消它、克服它而作无谓的努力，而且被这种感觉和观念所束缚。换句话说，是他们自己特意引发，恶化了这种苦恼。

　　因神经症而苦恼的主要原因，不能忽视"强烈的向上欲望"这个因素，患者往往很在意身心出现的细微异常，而且深感痛苦，为摆脱它而拼命挣扎。究其根本是因为患者认为这些异常妨碍了其向上发展，对不影响向上发展的事他们则不会太介意。凡

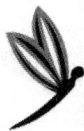

是神经症症状者都有这样共同的心态，即为了向上发展，总希望自己的身心处于最好的状态。

向上欲望强烈，是神经症患者的明显特征。森田博士认为"神经症患者优秀"即基于这个理由。所以即使受神经症症状折磨，给自己和家庭都带来了莫大的痛苦，但几乎没有神经症患者陷入堕落或干出丧尽天良的事情，甚至自杀，因为具有强烈的向上欲者是不会做出伤天害理的事的。

"向上欲"强烈的这一点，说明神经症患者的确是优秀的，然而在罹患神经症苦恼时，如何使"向上欲"适应于社会现实？怎样获得满足？对一些具体的方法他们却缺少探求的愿望，就是说对社会和人缺乏正确的认识。因此无法适应自己所处的环境及一步步实现自己的目标，所以总觉得与单位和周围的人格格不入，备感孤独，丧失自信，囚禁于自我世界中，最终迷缠于"自己是个病号"这样的观念里。

因为神经症症状是以上这些原因造成的，故药物和电疗及其他对症治疗，虽可能解除一时性的痛苦，但不能根本治愈。为了从根本上治愈，按照森田疗法的理论，应进行再教育，矫正生活态度和思考方法是十分必要的。另外这类集合形式，对实现以上的转变，起着非常重要的作用。

关于"神经（质）症"，可以说是森田博士发现的焦点，即是说神经症症状不是"客观存在的东西"，而是"主观思维的产物"。

借用博士的语言，神经症的各种各样症状，只要没有其他并发症，其本来面目是主观意识的产物，不是旁人可察觉的客观性症状。比如神经症者自诉头晕、眼花，但让他详尽地根本性地说明症状的性质、特点、程度时，患者往往难以具体叙说，只表示是茫然的主观感觉。他们似乎异口同声地倾诉："旁人看来一点不像病人，自己却感到难以忍受的痛苦，没有比这更吃亏的病了。"这不正说明了，痛苦是主观的而不是客观的证据吗？

　　这个发现，提供了对神经症者治疗和再教育明确的出发点及方向。森田博士肯定地说道："通俗杂志和新闻广告，过分宣传神经衰弱的可怕以及各种错误的疗法，很多优秀的博士们也在推波助澜，误导患者。可是仔细分析一下这些症状，实际上不是疾病的表现。把它当作病来治当然不好，只有作为健康人来对待才容易治愈。"

　　简单说来，"神经（质）症不是真正的疾病，所以要作为健康人来对待"，实在是简洁、明了的表达。当然对于实际的患者而言，是否是神经症，亦或有无并发症，必须经专门医生诊断。如果确诊为神经症，不管患者本人自诉如何，把他当做健康人一样对待是不会有问题的。即使患者自身主观上感到有怎样的痛苦，也必须努力做到：学生像正常学生一样去上学，公司职员像普通人一样去上班，这是沿着自己本来的向上欲望发展、创造自身幸福的必由途径，这不仅是为了摆脱神经症的苦难，而是作为人在

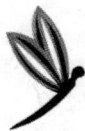

这个社会发展的独一无二的道路。

后来学者对森田学说的补充和完善

日本的高良武久、大原健士郎、田代信维等在继承森田学说的基础上提出了新的补充和完善。

1. 高良武久对森田学说的贡献

高良武久最重要的贡献是论述了神经症和精神病的关系：即神经症和精神病尽管从外观来看，两者有相似之处，但绝非一种病。也就是说神经症患者不论症状多么严重，也仍然是神经症，不可能成为精神病。此外，高良武久还规定了"森田式的生活态度"：

（1）端正外表；

（2）保持充实的生活；

（3）勿长期休养；

（4）要正视现实；

（5）不做完美主义者；

（6）勇于自信；

（7）不要急于求成。

2. 大原健士郎对森田学说的贡献

大原健士郎最主要的贡献是完善了新的森田疗法：即对患者增加了解释的次数，必要时可以使用抗焦虑药物；完善了作业内容；打破了森田博士把住院时间规定为 40 天的界限。

3. 田代信维对森田疗法的贡献

田代信维主要是从精神生理学的角度去探讨新森田疗法，把森田疗法的各个治疗期与人类社会自我发育进行了比较。

二、森田疗法

森田疗法的实质

森田疗法可以看作为东方的精神分析和认知行为疗法。森田疗法的实质是对疑病素质的陶冶和精神交互作用的去除。

精神分析是在针对神经症的临床实践上发展起来的一整套理论与技术，精神分析的目的是达到"你即如此"。也就是说，精神分析表面上能够解决症状，实质上是在分析中对人的整个精神历史进行梳理，达到直面症状、重构人格的自我更新。现代的精神分析在回答"我是谁"这个问题上应该是很好的选择，然而"我"是需要深入探究的，因而精神分析的持续周期相对漫长。

森田疗法里面融入了精神分析，如对人的理解，纯真的心（注：参考牛岛定信的《精神分析和森田疗法的比较》，上海精神医学，2005 年第 7 卷第 2 期）。但森田疗法对神经症的治疗并不

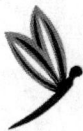

是过多地去回答"我是谁"。"我"是社会中独立的个体，拥有常人所有的自然。

森田疗法是东方的认知行为疗法（注：参考郝红杰的《森田疗法——来自日本的认知行为疗法》日本问题研究，2007 年第 4 期）。森田疗法里面的"平常心是道""无所住心""活在当下"以及被归纳为森田疗法精髓的"顺其自然，为所当为"等属于认知的层面，从表面看上去有些难以理解。而诸如贝克所开创的认知疗法里面对于认知的表述相对通俗，且是有结构性和指示性的。森田疗法没有采用诸如苏格拉底问答法来直接面向问题，而是引导患者通过实践去逐渐领悟。

森田疗法里面融入了大量的行为疗法，如森田博士指出"这是我治疗神经症乃至强迫观念的一种手段，方法是使患者积极地将注意力集中指向于固定在成为患者痛苦的事端上。因为它将成为我们知觉的目的性，自然与客观境遇协调一致的契机。"这等同于脱敏疗法。有关于暴露疗法也有着重提及，如"勇猛众生，立地成佛"。

森田疗法里面还包含了作业疗法和人本主义疗法，这些都是主流疗法普遍采用的共同之处，如认知疗法采用了家庭作业，现代的精神分析亦有考虑人本主义（至少不会把人移情为一个物体）。

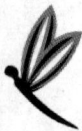

森田疗法的适用范围

典型的森田神经症患者是指有一定的反省能力、有一定的忍耐力和求生欲望的患者。反之，没有反省能力、忍耐力差、生的欲望不强烈以及患有器质性精神障碍的患者则称为非典型的森田神经症患者。森田博士认为，森田疗法对于典型的森田神经症患者有很好的疗效，对于非典型的森田神经症患者则难以起到好的治疗效果。日本森田疗法学会第三任理事长田代信维认为，许多心理障碍患者其真正的病因是自卑，没有自信心，在社会工作中遇到各种困难的时候，表现出各种症状。我个人倾向于田代信维的观点，这个观点也将拓展森田疗法的适应范围。

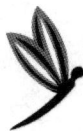

森田疗法的类型

1. 住院式森田疗法

第一期为静卧期，时间为 3～5 天。该期禁止患者与他人会面、谈话、读书、吸烟及其他消遣活动。除进食和大小便外几乎绝对卧床。其目标有两点：（1）通过静止休息，使患者消除疲劳，身心得以调整。（2）从根本上解除患者的精神烦闷，使其体会到正视烦闷，顺其自然方得解脱的心境。通过除去复杂的外界刺激，使患者体验，让苦闷任其自然，那么烦闷和苦恼就会通过情感的自然规律（情感法则）逐渐消失。这类似于禅中"大彻大悟"

"顿悟"。在此期内第一个目标都能达到,第二个目标只有部分患者能达到。如果达到第二个目标,对患者来说已经达到康复的效果。

第二期为轻作业期,时间为 1 ~ 2 周。停止绝对卧床,但仍进行隔离。禁止交际、谈话、外出。让患者接触户外新鲜空气和阳光。开始进行一些手工活如折纸、针线活、整理房间、拔杂草等轻活。从第 2 天开始进行严格的作息制度,每天开始记日记。期间的目标有两个:(1)促进患者的自发性活动,增进其自发的作业欲望。(2)打破情绪本位状态,即患者不再被情绪所控制,理解到痛苦的情绪是人生活的一部分,人有烦恼是正常的,不是不健康的,有了烦恼也可以正常工作,一切都会过去的。

第三期为重作业期,时间为 3 ~ 4 周。进行拉锯、劈柴、田间劳动等较重的体力劳动。其意义:让患者意识到劳动是人们本能的需要,即使有病,也能体验出作业的快乐。减轻病的症状;通过作业使之从自我防御、自我中心的偏向,向外转化。此期的目标有两个:(1)改变错误的认知方式、价值观。如果自己的注意力总是投向不能达到的对象和目标,就会经常体验失败和挫折的情绪,导致自卑和懦弱,最后丧失自尊、自信心。如果将自己的注意力投向能达到的目标和对象,体验成功的喜悦,可恢复自尊感和自信心。(2)体会到没有不可以做的事。以往,对很多平常的工作,由于常常与自己原有的价值观相联系,如打扫厕所、农田施肥及劈木材等脏累活，总感觉是很不体面的工作，羞于去干；在此期间，患者要消除人格、体面等顾虑，像儿童一样通过愉快活动发挥自己的机能，唤起对工作的兴趣，体会劳动的神圣意义。

第四期为日常生活训练期，时间为 3～4 周。进行适应外界变化的训练，恢复患者同外界的各种联系，为各自回到实际的生活做准备。重点训练患者如何处理人际关系。其目标有两个：(1)让患者适应外界环境。(2)让患者恢复拥有"纯真的心"，即心情坦诚，富有人情味，不为任何事情所束缚，摒弃目的本位，一切重在行动。

森田博士认为一般患者经 40 天住院即可，新的森田疗法认为一般需要 3 个月左右。同时为了让患者能够接受治疗，为了让其能忍受痛苦，需增加解释的次数，甚至可以使用抗焦虑药物，也有学者认为如果不这样做森田疗法对现代的年轻患者很难取得满意疗效。在不典型或边缘型病例增加的现代社会，新森田疗法的改良使之扩大了适应范围。同时在第二期，患者早上起床时以及晚上入睡前增加阅读和朗读项目，这样在早上可逐渐活跃精神的自发活动，晚上可逐渐使精神运动协调统一。同时可以与时俱进，把锯木、割草、种田、家务、编织、壮工等体力活动改为绘画、音乐、娱乐、体育等等，甚至把乒乓球、高尔夫球、棒球等纳入治疗中。同时在此过程中也并没有像森田博士那样把第二期至第四期严格区分开。

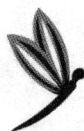

2. 门诊式森田疗法

贾蕙萱和康成俊所著的《森田疗法——医治心理障碍的良方》一书中介绍了门诊式的森田疗法，要点如下：

（1）对患者进行详细的身体检查，以排除有无躯体疾病，明确诊断神经质的病症（作者注：一旦明确诊断，患者不必再去检查）；

（2）向患者解释神经质的发生机制，也称森田机制（作者注：即"疑病素质"论和精神交互作用）；

（3）指导患者接受自己的症状，不要一味企图排除它，对症状变化要"顺其自然"，同时带着症状"为所当为"；

（4）嘱咐患者不要向亲友谈论自己的症状，亲友也要表示出不爱听患者谈症状、不答复他们对病情诉说的看法；

（5）社交恐怖患者不要回避与人会面，要积极主动参与社交活动，即使有症状，甚至感到不适，也要坚持下去；

（6）患者每天要写日记，通过日记接受指导，以补充对话之不足；

（7）每周治疗一次，每次一小时左右。

3. 阅读或通信式森田疗法

森田博士说过，对他的疗法予以很好理解的人，单靠读他的书或论文就可治愈。由此看来，推广与普及森田疗法的知识，对身患精神卫生疾病的人是非常有益的。有关阅读疗法的采取，本书以我的个人经历作了详细说明，案例 1 则介绍了一位患者与我进行的通信式森田疗法。

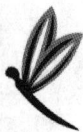

森田疗法的实施

1.治疗的导入期——问题的理解和目标的设定

在治疗初期，倾听患者的主诉，共感其内心的痛苦是非常必要的。在此基础上，发现患者努力想消除不安，越作必死的努力，结果却是病情越来越重，用"恶性循环"来描述这种现象，让患者理解自己的问题正是这种"恶性循环"造成的。另外，医生要让患者理解其恐惧的背后是渴望安全，不安和欲望是表里一体的关系，都是自然的情感，是不可能消除的。所以，今后的目标不是消除不安，而是利用这种不安，去过建设性的生活。

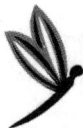

2.治疗前期——修正行为方式

（1）修正既往的行为方式

以前为了消除症状，患者慢慢放弃了工作和生活，现在慢慢学会和不安打交道，带着不安去做事情，如外出购物、做必要的家务等。

（2）积极评价和深化新的体验

当患者勇敢地开始行动时，要积极表扬，评价的标准是做了什么事情，而不是症状出现了没有，要让患者反复体验通过行动带来的快乐。

3.治疗后期——努力修养性格，适应社会

通过以上的治疗，使患者思维开阔，生活范围扩大，烦恼减

轻。但现实中的人际关系、工作的烦恼立即成为主要问题。

　　森田疗法的实施并不只是纯粹地运用森田疗法，也会涉及到与其他疗法的配合，这也将拓展森田疗法的适应范围。如贝克在其《焦虑症和恐惧症———一种认知的观点》一书中介绍到"对于恐惧症患者，暴露后实施认知疗法效果最好"。可见认知疗法也会涉及与其他疗法的配合。另外，如果将认知、行为疗法放在一起表述也表示是认知疗法和行为疗法的配合。

　　一位患者在森田疗法的网络论坛里说道："我不管森田疗法还是什么别的疗法，只要能治愈我的强迫症就可以了。"这也符合当前对待患者采取的多功能疗法，即会根据患者的情感所处的阶段，分别采取不同的措施，包括音乐、体育运动等。仅仅从我个人的经历来看，我在极度焦虑的时候基本看不进书，哪里还能顾及什么"顺其自然，为所当为"，药物帮助我稳定了情绪之后，我才逐渐开始践行森田疗法。由此可见，森田疗法在实施过程中与药物的配合，以及与其他疗法的配合是十分有必要的。

　　据我对为数不多患者的了解，在初期患者会不断地发问，如果仅仅是解释或者直接回答，很难做到让其信服。甚至某些时候，患者的问题会使其进入更深的症状中去。这个时候，需要终止患者的发问，将问题转向患者。

　　一位因为炒股亏损的焦虑症患者，不停地抱怨她很焦虑，无法释怀其亏损的数额。

我：你的焦虑是否已经影响到了你的工作？

她：是的。

我：你希望亏损的钱有可能再赚回来吗？

她：当然希望。

我：焦虑能够让你赚回来吗？

她：不能。

我：的确是这样，已经发生的就没办法改变。如果不焦虑，努力工作，也许能够在以后还能赚回一点钱，而你焦虑不但不能帮助你赚回钱，反会而影响你的心理，妨碍你的工作。你现在到底该如何选择？

她：那我怎么办？

我：接受焦虑，期待更好的。从现在起，尝试开始认真工作。

至此，前期的有关心理层面的问题基本解决，可以开始逐步转向引导患者如何应对焦虑。对于患者而言，可以采取自问自答的方式，或者用纸写下目前的状况给自己造成的不利后果，如果执念不能够解决问题的话，那就放下，从而开始通过实践去适应自己的症状和情感。

有关正念对于负性思维的消除很有帮助。比如某些已有过良好体验的患者当症状再次来临时心中的念头是"来就来吧，反正上次也没把我怎么样。"这是带有正念的顺其自然，而不能理解为忍受痛苦。

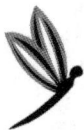

从患者的角度谈森田疗法

森田疗法的出发点是把患者当做社会上的一个正常人而不是病人，通过"疑病素质"和"精神交互作用"让患者明白症状只是其主观感受而非客观存在，认真去体验就能使主观和客观逐渐调和。森田疗法里面包含了佛、道、儒的思想，森田疗法从患者的注意与意识出发并辩证地来解释，使患者认识到生命本身就加了一个时间的维度，达到不谋其前，不虑其后，活在当下。患者一旦明白了这个道理，思前想后的思想矛盾就会逐渐淡化。森田疗法把烦恼当做一种自然的情感，强调要顺其自然地接受它，患者一旦开始接受症状，同时按照森田疗法里面所说的"向上欲"积极地投入到生活和工作中去，那么有可能会逐渐从困扰多年的神经症中摆脱出来。

森田疗法通过"神经症症状源于过高的欲望"，使患者明白症状存在也没什么关系，只要不刻意地去在意，不去引发思想矛盾和精神冲突就可以了。森田疗法以治愈患者的症状为出发点，引导患者在体验的过程中达到身心的平衡，并通过提高人生修养来陶冶性格，这是一种导向性非常强的疗法。

〰〰〰〰
延伸阅读
〰〰〰〰

注意与意识

心理活动过程

人的心理活动是很复杂的，七情六欲，喜怒哀乐，周而复始。但是面对同样的问题，有的人不会得神经症，而有的人会得神经症，于是森田博士给出了疑病素质的解答。我将细化这个解答。同时患者应认清自己的心理活动过程以有助于理解症状并增加信心。

最初的时候，任何的焦虑、失眠、抑郁、强迫观念，等等都不能称之为症。当人们遇到失去工作等挫折当然会焦虑；脑子里有事情当然会失眠；遇到不顺心的事情或者某一时段不自觉的情绪低落当然会抑郁；看到某些事情一直耿耿于怀不能释然当然会强迫；等等。这些是任何人在情感方面的一种很正常的表现。

上述所说的心理活动发展成为症是需要一个时间过程的，不可能今天焦虑了就是焦虑症，也不可能明天失眠了就是失眠症。问题的关键是对待心理活动所采取的不同态度导致了截然不同的后果。对于一般人而言，上述心理活动大多是不管不顾的，也

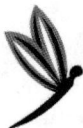

不去看什么书，不去追求什么治疗，自然而然就好了。但对于神经症患者而言，内心就开始纠结了。首先，他会开始试图搞清楚我以前是怎么样的啊，我今天怎么成了现在这个样子啊，甚至会追溯到很早很早以前自己所经历过的事情，然后开始努力，内心深处给自己打气，要去战胜这种症状，强调自己不要怕。这种努力在初期可能会收到一定的效果，但随着时间的延长，往往是精神上的倾向性以及意识与注意力的固着阻止了这种最初的努力所能达到的效果。于是乎信心开始动摇，甚至放弃，接着开始四处求医问药，把自己的人生完全交给了医生，这个过程中又会有后悔，怀疑这样做是不是对的。到了最后，内心的冲突会加剧，症状也就会更加明显。

在这个阶段，问题就来了。任何正常的心理活动都会被放大，甚至会认为自己是不正常的，杞人忧天是这个阶段最明显的表现。心理活动的转移也会带来症状的转移，今天害怕这个明天也许会害怕那个，今天担心这个明天也许会去担心那个，喜欢夸大自己的症状，喜欢给自己扣帽子，喜欢一味地去追求答案，喜欢当伪君子，喜欢像纸老虎一样地去虚张声势，不去关心别人，不去考虑生活。

要解决这个阶段的问题，就要意识到疑病其实是每个人都有的，如同每个人都可能会担心自己生病一样，只是自己无比放大了这种心理活动而已。

爱问十万个为什么

网络上大部分神经症患者问我的第一个问题是："你好了吗?"第二个问题是"你是怎么好的?"在回答这两个问题之前,我想到了很多神经症患者在网络上议论什么是"为所当为"。也就是说,他们依然抱着治愈自己神经症的心态去工作和生活。我是不经意之间就好了的,我最后没有想去治疗我的神经症,而是抱着一种得之我幸、不得我命的心态。

我想神经症患者绝大多数问题的来源在于两个方面:一个方面由于症状的原因,患者生理上会出现与以前看上去不一样的反应。比如说我那时候的惊恐会导致我的心悸、脉搏加剧、血液上涌,但事实上我并没有什么心脏病和高血压。比如我的失眠会让我觉得头晕、脑胀、注意力涣散,但事实上并没有什么脑部的疾病。比如我因为焦虑老是感到胃肠不适,去做胃镜、肠镜也没有什么问题,反而把自己折腾得死去活来。另外一方面,患者会认为这些反应是不正常的,会导致他把问题严重化。如长时间失眠会不会死亡? 老是注意力不集中,老是胡思乱想会不会疯掉? 于是迫切地想追求答案,来解释这种与以前的不正常和这种不正常会不会导致严重的后果,于是十万个为什么就来了。

还有一点,患者在理解症状的过程中,或者学习了某种疗法以后,针对这种疗法本身又会产生出许多新问题。比如,一位强

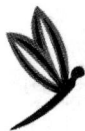

迫症患者在学习了内观疗法后问了以下问题："内观是觉知吗？对于强迫症只是内观鼻根和黄庭吗？强迫对象要不要内观呀？我听说内观身心的一切现象，都可以内观呀？"我在这里举例并想告诉这位患者的是："你想知道阿拉伯数字 1 是怎么来的吗？你学习所有有关神经症方面的书籍或疗法的目的，只是为了让你接受到正确的认知。而你反把神经症当做了你的生活甚至你研究的对象，实在是不对的。"

一场很难胜利的战争

下面从我与一位患者的问答开始。

患者："感觉又撞墙了，还拉不回来了。现在的情况是：什么事情非得想个明白，不然感觉没心思做其他的事情。"

我："拉不回来就不要去拉，有点阿 Q 精神就好了，不去管它，做好你日常该做的事情就行了。"

患者："我这犯的什么问题啊，你说这是不是有好日子不过，没事给自己找事，老这么纠结这么较真。就像你说的，人有时就应该傻点。"

我："是的，阿 Q 精神并不是傻，只是对待神经症而言应该采取的一种大智若愚的态度。"

我想患者问的所有问题，他所追求的就是希望治愈症状的本

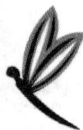

身，而这种追求往往是虚无缥缈的。比如，艾滋病恐惧症的患者，他能说服自己不去怕艾滋病吗？不可能的。害怕是真实的，人都会怕艾滋病，只是现实生活中得艾滋病的毕竟是少数，害怕得艾滋病的目的是为了让患者在现实生活中洁身自好。患者若想从主观上去打赢这场战争，想让本来恐惧的变成不恐惧，事情将走向反面，即变得越来越恐惧，患者反而忘了原本的生活该是什么样子。也就是说，战争本来是没有的，是自己挑起了一场打不赢的战争。

既然战争是自己挑起的，又肯定是打不赢的。那该怎么办？倘若患者有很坚强的意志力，明确一点那就是不去打，因为这场战争本不属于我们的生活，而如果我们不管不顾，我们挑起的战争自然就烟消云散了。倘若没有很坚强的意志力，那就慢慢来，让自己的情绪、自己的思维慢慢地去适应这场战争。

如何适应？舞台已经搭起，剧幕已经拉开，那就让它慢慢收场。在这个过程中，可以你干你的，它干它的。患者只要不去想着打赢战争，其内心深处的战争自然也就没有了对手，它一个人在舞台上表演也会无趣，自然而然就会收场。问题的关键是在这个过程中，患者的疑病素质和精神交互作用，会不断地挑逗他继续去打赢战争，他得需经得起诱惑。倘若能抱着"挑逗就挑逗吧，反正我投降，看你怎么办"的想法，就没有了对抗，没有了精神冲突。

当然，还有一个问题会困扰患者，那就是"倘若我不去打，

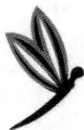

我会不会失败，我会不会陷入万丈深渊？"带着这个问题的患者纵然你跟他解释一万遍他也不会相信。那他就得去实践了，或是借助心理医生的帮助，看他会不会失败，会不会陷入万丈深渊。也许他最后明白的，就是佛陀释迦牟尼在菩提树下苦苦修道的结果，即"生老病死，诸行无常。"明白了这一点，就明白了还是好好地活在当下最好。

三、森田疗法的主要认知及其解释

痛苦

森田疗法中"烦恼"一词所表达的意思与"痛苦""焦虑"所表达的词义是一致的。

所谓痛苦，它是一个抽象的名词，是一个与快乐相对应的词语。它和前与后，明与暗相同。如果终止其相对比较的关系，此类词语的意义立刻丧失。例如当患者自己现在的立足点不再存在，那么针对患者的现实，前与后这一组概念也就不复存在；再如当患者现在的视觉不再存在时，那么对患者现在感受到的明与暗这组对应的概念也就不复存在。可见它们都是分别就其特定条件下表示着它原本有的自然状态。不加苦与乐的评判，听其自然的话，也没有谁善、谁恶，何是、何非的判断。在这种时候，就没有痛苦的倾诉。对于这种情况，可以把它比喻为"身入深山不见山"。即当患者进入痛苦之中，对痛苦听之任之，患者已经感受不到当初感觉到的那些所谓的痛苦。——《神经衰弱和强迫观念的根治法》①第 100 页

感到痛苦，是主观上的东西。无论精神痛苦，还是肉体痛苦，感到痛苦都是相同的，没有哪一个是特别痛苦的。例如，看到他人被做手术，自己也会感到一阵疼痛。在自己接受手术时，观念上的疼痛往往胜过对实际的痛苦，且时间持久。——《自觉和领悟之路》②第 222 页

对他人的痛苦，相互有共鸣之心时，就往往是患者康复的第一步。——《自觉和领悟之路》第 109 页

归顺自然

归顺，就是指主动地服从，有佛家所说的皈依的意思。如释迦牟尼在菩提树下苦修 6 年之后始得大彻大悟。

那么，什么叫做自然呢？夏热冬寒是自然。希望不觉得热，希望不让人冷的想法则是人为的。顺从并能忍耐，这就是自然。③ ——《神经质的实质与治疗》第 53 页

---

① 森田正马.神经衰弱和强迫观念的根治.人民卫生出版社，1996.
② 森田正马.自觉和领悟之路.复旦大学出版社，2002.
③ 森田正马.神经质的实质与治疗.人民卫生出版社，1992.

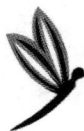

对死的恐惧、对灾难的悲伤、讨厌不快、遇到不合心愿的事情就要抒发感慨等，这些都是人之常情的自然流露。就像水要向低处流是一样的。进一步来看，再如睡过了头就沉，食过饱则胃不适，受惊则心悸加剧等等，也是人接受自然法则支配的表现。其中的因果规律是无法逃脱的。——《神经质的实质与治疗》第 54 页

所谓自然，就是人生经历中客观的实际事实，能遵从其本来面目来认识人生，就会领悟到他人和自己的人生同样都是有痛苦的。——《神经质的实质与治疗》第 105 页

错误的思考方式

1. 迷信

由于患者对自己抱有病态的错误想法，便自我暗示性的，在固着点形成一种信念。也就是当患者将注意力固着于此的时候，对周围的注意不能自由指向和活动，成为了一种无意识无注意的状态。患者对这种固着点反而执迷不悟，完全相信这些都是事实。——《神经质的实质与治疗》第 23 页

如果勉强地试图获得信仰或得到领悟，则易产生焦躁不安。这恰如不依凭船只企图渡过河流到达对岸一样，不但不可能且会溺没在河中，而遭溺没的原因就是妄念和迷信。——《自觉和领悟之路》第 235 页

2. 恶智

无论对什么事情,都想用自己的学说来支配自己,这就是恶智。——《神经衰弱和强迫观念的根治法》第 82 页

从理论出发,拿自己的体验向理论靠拢时,将形成思想矛盾,这就是恶智。——《神经质的实质与治疗》第 98 页

3. 思想矛盾

在应该恐怖的时候发生恐怖,在应该安心的境遇中表现出安心,这都是真实的自然。企图把安心弄成恐怖导致厌世观,或把恐怖当成安心以求获得乐天,这都是思想矛盾。——《神经衰弱和强迫观念的根治法》第 91 页

所谓苦闷或烦恼,并不是患者因为考虑自己的需要和愿望等造成的,而是因为认为违反了道义,想否定它或抑制它的心理引起的。换句话说,是在欲望或恐怖与相反观念之间发生的冲突。——《神经质的实质与治疗》第 69 页

正确的思考方式

1. 顺从或归顺

如能对苦恼不管不顾,自己照常接待往来,照常上班劳动,那他就必然是这个世界最大的勇敢者。即最大的不幸者,同时又是最大的勇敢者。——《神经质的实质与治疗》第 7 页

概括地说,就是放下人为的拙笨意图,而应该是顺从它那客

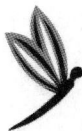

观存在的自然状态。企图依照人为的设计，随意支配自己的想法，或打算让河水倒流那样，不能如愿以偿，就会徒然增加烦恼，力量达不到，就会枉受难耐的痛苦。——《神经质的实质与治疗》第 53 页

2. 自觉

正确的、不加修饰地认识到自我就是自觉。这里需要提醒的是，为了达到自觉，只要正确地深入细致地观察，认识到自己的本性就可以了，过分地刻意和人为地修饰都是徒劳的。——《自觉和领悟之路》第 93 页

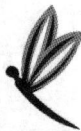

我把这种能洞察自己心灵深处的行为称为自觉，对人生来说，修养越多，自觉就越深，就越正确。——《自觉和领悟之路》第 158 页

根据我的自觉，这种欲望既不能否定，也不能去除，我称为"欲望不能断念"，再加上"死亡是可怕的"，这就是我从自觉中得到的事实。——《自觉和领悟之路》第 160 页

3. 无所住心

人类的心理，我觉得犹如风筝，只有在空中轻轻飘荡时，才显得自由自在，这时的风筝才是安全无恙的，尽管风吹拂着，它顺着风向飘荡，不会轻易摔破；而一旦风筝固定在某个地方，稍微被风一吹，就形成碎片。——《自觉和领悟之路》第 100 页

所谓无所住心是指我们的注意力并不集中指向或固着于某一点，而是全部精力不断移动，注意的指向全面分布的状态。——《自觉和领悟之路》第 160 页

4.纯真的心

我们大可不必硬撑着想去做一个善人，只要承认事实本身，服从自然，顺应境遇就行了。努力也好，懒散也好，只要觉悟到总会受到相应的报应。用不好的态度去对待人家，当然要受到人家的讨厌。而对人强装亲切，因并非出自本心，事后仍要为所嫌。——《自觉和领悟之路》第 124 页

人们的行动必须是根据生活需要或者是受个人欲望驱使的结果。一切活动必须经常出自本意才行，这就是去掉虚伪，回归本人的自然状态。——《神经衰弱和强迫观念的根治法》第 159 页

实践

相信？或不相信？地球是不是圆的？山芋能否变成鳗鱼？等等的问题，认为可信的，由你自己去信；认为不可信的，你完全可以不信。可以说这只能任其发展，此外别无他法。如果不能相信的问题也准备去信任它，就会出现理性和感性的冲突。对这样的问题，要只凭敝人的知识性解释来使患者理解，那是不可能的。如果你自己不能渐渐地积累起自己本身的体会与知识，只想

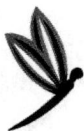

徒有其表，应付敷衍，反倒是有害无益的。还是请患者打消这种企图利用知识来否定或埋没情感的念头为好。——《神经衰弱和强迫观念的根治法》第 151 页

只有如实暴露自己的阴暗面，由于有了忏悔之心，才能够尽快康复，如果自己主动向大家坦白，则将康复得更快。——《自觉和领悟之路》第 28 页

"勇猛众生，立地成佛"，是说勇猛的人，实际行动起来，很快能大彻大悟，得到解脱。——《神经衰弱和强迫观念的根治法》第 122 页

同化

我们的身体功能和精神现象，时时刻刻都在不断地变化运转，就像河水永不停息那样。我们的欲望或恐怖、痛苦等，也绝不能把它看做三维空间那样，本身只是个固定的实体，只可对它加以想象或思考的东西，而且不是实际存在的事实。也就是说，无论是欲望或痛苦，都是可以依照时间的第四维度不断变化消长和出没的东西。它们绝不可以拘泥不变或保留起来。或者说，对待快乐和痛苦，只要能够顺应自然地把快乐当快乐，把痛苦当痛苦就可以。想把快乐进一步扩大，把痛苦尽力减轻，这都是力不所及的想法，是不可能的。除了听任时间的经过，则无其他办法。——《神经衰弱和强迫观念的根治法》第 146 页

森田疗法与认知疗法的相通之处

很多患者在选择阅读心理学方面的书籍时比较茫然，有的患者选择的书籍也许并不是最佳的，比如某些著作的读者群是面向医生的。事实上森田疗法里面所包含的认知部分是足够的而且与认知疗法是相通的，有区别的是针对患者采取的治疗取向不一样，但这些并不是患者所需要去理解和掌握的。本文以贝克所著的《焦虑症和恐惧症———一种认知的观点》一书中涉及的认知部分与森田疗法里面的认知部分作一个参照性的对比。

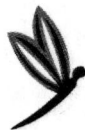

（1）贝克在该书中所述的焦虑症是采用《精神疾病诊断统计手册》第三版（美国精神病协会，1980）"焦虑障碍"的定义，包括惊恐障碍、广泛性焦虑障碍、创伤后应激障碍、非典型性焦虑障碍、恐惧症、广场恐惧症、社交恐惧症、特定恐惧症。这与森田博士所定义的神经（质）症相近。

（2）贝克指出焦虑症的主要反应：发动、抑制、再发动。这与森田博士定义的精神交互作用一致。

（3）贝克指出焦虑症的思维障碍如注意力、集中、警觉，"报警系统"和"自动思维"，客观性缺失和自愿控制、刺激泛化、小题大做、选择性概括和观察力缺失、二维思维、习惯性缺失等。这与森田博士定义的疑病素质相近。

（4）贝克指出，焦虑是应对危险的一种策略，焦虑的功与痛苦有关。这与森田博士对痛苦的解释相近。

（5）贝克指出走出焦虑状态的关键就是完全接受它。这与森田疗法的接受症状一致。

同时，贝克还指出"当这个认知的核心机制出现了异常，将会在感觉和行为上出现异常。并且，我们的认知观点认为纠正思维上的异常，会减轻行为和感觉上的不适"与森田博士的"对疑病素质的陶冶和精神交互作用的去除"不谋而合。因此，无论是西方的著作还是东方的著作，在治疗神经症方面是相通的，有区别的是有关森田疗法的书籍更体现了东方的文化，更方便中国患者阅读。

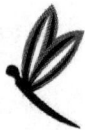

四、症状源于过高的欲望

我当初读到"神经症症状由过高的欲望引起"，甚至没有细读森田博士的解释，就引起了我的强烈震撼，是因为这句话触动了我症状背后深层次的原因——我产生的欲望过于强烈，我所有的努力都是试图让神经性耳鸣消失。不论经典的弗

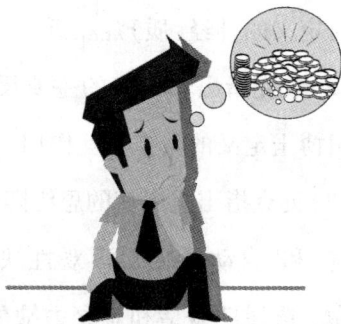

洛伊德时代的口欲期、肛欲期和俄狄浦斯期，还是本我、自我、超我的概念，都说明了人生活在世界上就会有欲望。之所以成为神经症患者，并不是说他们要放弃欲望而只是因为某些方面的欲望过于强烈。森田博士在其《神经衰弱和强迫的观念根治法》一书中用辩证的思想表达了他对欲望的解读，从欲望和恐怖的相对性到欲望与痛苦的冲突，从真正的人将对自我有所期望到生命永不停息，这些是我在康复后期所明白的真理。

同样的，我康复后从《精神分析入门》读到《精神分析引论》乃至南希的3本经典著作。南希在《精神分析案例解析》一书中用优美的行文，从实践的角度，在继承精神分析经典理论的同时又有所扬弃地诠释了欲望并通过对"不可改变因素""心理发育""防御机制""情感""认同""关系模式""自尊"和"病态信念"的评估来完整地论述了精神分析，让我无比地敬仰和由衷地钦佩。

大卫·韦斯特布鲁克在其《认知行为疗法技术与应用》中指出了认知行为疗法治疗神经症的有效性证据的同时也指出了心理动力疗法对神经症的治疗效果不是很好。抛开这些理论层面的纷争，我认为最终的心理动力学治疗是要回归到现实层面上来帮助人们以理性的方式审视当下的问题。因此，当我把自己的身心还原到患神经症时候的状态，我认为森田疗法对于欲望的解释更具实用性也更便于患者理解，本书将采纳森田疗法的基本理论来向读者讲述欲望。

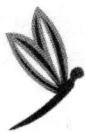

向上欲

没有一个人一生下来就是颓废的，不想去追求上进的，这就是向上欲。向上欲是个人成长和社会进步不可或缺的动力，也是人类生存的本能。在森田博士看来，神经症患者有着强烈的向上欲。这种突出化的性格表现在：做事仔细、责任心强、善于思考、善于分析，等等。

有着强烈的向上欲是一件好事。一旦过分强烈的向上欲在某些时候超出了自身承受能力以及违背了客观规律的时候，会导致出现精神上的倾向性，如某位在银行工作的职员突然有一天检查了两遍账目以后还不放心，还想再去检查。如果任由下去，就有可能演变成强迫行为。这个时候的向上欲已不再是向上欲，而是一种欲望，一种企求获得所谓的安全感来满足自己而已。

一旦失去向上欲，很多患者会对正常的生活和工作选择逃避从而误认为自己已是一个病号。在这一点上，森田博士引用"最大的不幸者，同时又是最大的勇敢者"来鼓励这类患者，在下一章节，我将深入解读森田博士的这段表述。

欲望

欲望是世界上所有动物最原始的最基本的一种本能。从人的角度讲是心理到身体的一种渴望、满足，它是一切动物存在必不可少的需求。叔本华说过，欲望过于剧烈和强烈，就不再仅仅是对自己存在的肯定，相反会进而否定（注：可以解释某些双相情感障碍患者在过度自我压抑和自我膨胀之间徘徊）。

患者很大程度上还存在着"不"的欲望。这是因为症状让他们感到痛苦，比如失眠的患者，失眠可能导致其头痛，第二天精神不佳，注意力不集中等。为此，他很难接受失眠，每天想着失眠，想着如何去排斥或者治愈失眠，其结果是越是关注，越是失眠。患者真正做到接受自己的处境，其实就是放下了"不"的欲望，就会逐渐消除疑病素质，期间经历过一段时间的所谓的不舒服与痛苦之后，同时做着日常该做的事情，就会回归到正常的生活状态。

过于强烈的欲望和"不"的欲望都会使人走向极端。这种执念需要时间来改变，需要通过提高人生修养来陶冶疑病素质，到了最后，人就能符合客观规律（期望没有一点烦恼，期望长生不老，期望人人都能成为马云就不是客观规律）地生存下去，这也就是道家所说的"中庸"。

万一（安全欲）

对于这点，森田疗法最好的解释就是"活在当下"。森田博士对此有过相当精彩的论述。

"凡夫当生忧死，临饱愁饥，皆名曰大惑。故至人不谋其前，

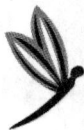

不虑其后，时时归道。"如果没有森田博士对忽滑谷文学博士的批判，当初仅让我去理解森田博士的解释，也许我不会那么快明白。忽滑谷文学博士在某杂志上对此作出了如下解释："凡夫贪生反而近乎死，追求名誉反倒受毁，图谋私利反而招损，故曰吾人须清除私欲妄想，才能使人到处均可找到快乐的天地。"森田博士自嘲对宗教和哲学是个彻底的门外汉，至今这段话我也没有从达摩大师的佛性论上去探究过，但是我信仰森田博士给出的解释：活着的时候就老是去想死，吃饱了还惦记着饿，这就是杞人忧天。从现实情况出发，面对生存要生活，面临死亡也要身临其境。其中，依时间、场所和个人情况，会分别产生不同的感受、情感和欲望。面对生存出现生存的欲望，面临死亡时出现死亡的恐惧。这时，我们的本能和知识才能顺应各自不同的情况，随机应变地作出最适当的反应。

活在当下也是顺其自然所要表达的意思。万一是什么？是欲望，是预期焦虑。患者的担心也许是万分之一，真的发生了，认命就是了，总比无时无刻地杞人忧天要好得多。

向上欲和欲望

这个部分从我回答一位患者的疑问开始讲述。

患者问：我有一个疑问，大一大二时我对自己的要求很高，读书太过用功而导致用脑过度，具体的状态是想要更快更准地记住知识点所以在学习时强迫脑袋处于一种很紧张的状态！当时以为这样学习更有效，就这样坚持了两年。第三年的某一天早晨醒来时头就有沉重感(只有这一种症状)。后来去看医生，吃药，到现在症状越来越多。现在我一直对我那种不当的用脑方式耿耿于怀，都是它把我搞成了现在的样子！我也很恐惧那种方式。现在脑袋没有第一次看医生时那么沉重了，但我一直很怕用脑！我现在读大三，功课简单，一星期只有两天有课，五天没课，我对自己要求也不高，及格就好。老师提的课堂问题，我想出个大致答案就好，不求最好最完美，想不出就算了。然而就算想一个大致的答案也要用脑，但只要我动脑全身就很紧绷，脑袋会紧，怕会越来越紧，于是就不敢动脑了。可是我并没有像以前那么有意识地让脑袋紧绷着去用脑了啊，还是我不知不觉中已经那样用了？为什么还会有这种症状出现？可是课堂上必定会布置一些题目，需要动脑的。我如果不去管这种沉重感而继续动脑那种感觉会加重吗？对待读书任务我不知道该怎么办了，我好纠结！我是不是陷在心理怪圈里了？

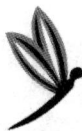

我回答她：我来跟你解释一下"向上欲"与"欲望"的关系。"找出个大致答案就好"呢？这也许是你对症状的消极逃避，你潜意识里面仍然希望努力。所以"向上欲"是每个人都要发挥出来的，只是你看重的不是"向上欲"这个过程，而是结果，就是"更快更准地记住知识点"。所以以后什么事情努力去做就行了，至于能够做成什么样的结果，不要太去在意。我所说的，"向上欲"是指人每个人内心都是希望努力的。"欲望"是指你对做一件事情的目标期望值太高。

她回答：我在课堂中尽力就好，哪怕带着症状，这是你的意思吧。

我回答：真棒！理解得很好。补充一点：人只要努力了，问心无愧了，不成功也没有关系。像我们这类人要去吊儿郎当做一件事情也许很难，但是欲望是可以改变的。就算你暂时地放弃了努力，某些时候你的性格特征也会提醒你要去努力，我们需要认清本质，避免以后再次发作。

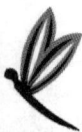

五、积极的心态

很多时候，森田疗法的"顺其自然"被误读为"忍受痛苦"。然而以我的经历看来，如果我们用积极的心态对待痛苦的话，所谓的忍受痛苦并不是真的那么让自己难以忍受，

通过森田博士所说的欲望和痛苦的冲突①可以看出为什么森田疗法把烦恼当做一种情感并要求患者顺其自然地对待它。人

①　出自《神经衰弱和强迫观念的根治法》第 134 页。

存在着欲望，当欲望得不到满足的时候自然就会感到痛苦，而这种不能满足的欲望在现实生活中无处不在，所以人有的时候会感到焦虑、愤怒、忧伤，这种情绪上的波动是无法避免的。如果一个人的修养达到了佛的境界，那么这种情绪上的波动率将会很小，但是如佛所说："一切众生皆有佛性，只因妄想执念不能成佛。"

既然大部分人不能成佛，那就把自己当做一个俗人，好好地生活在大千世界里也未尝不可。回想我在实践森田疗法的时候，起初精神上的固着，症状给我带来的种种不适我是如何度过来的——那时我并没有深刻地理解何谓顺其自然——我只是告诉我自己痛苦是存在的。当痛苦来临的时候我可以换一种心境去看待痛苦；当恐惧来临的时候，内心经历了短暂的慌乱之后心里想着"你来吧，你能把我怎么样。"这个时候我的内心开始升起一股力量，这股力量阻断了我的退缩、逃避和自责。

"最大的不幸者，同时又是最大的勇敢者"，森田博士通过这句话告诫患者面对症状需要一定的勇气。这种勇气在我看来是放弃了人为地赋予自己的枷锁，放弃了过度自我消极的评价，放弃了无谓的抗争，反而能够使人比较轻松地面对问题。记得2012年我从单位回来后的那段痛苦与迷茫的日子里，我虚张声势地想证明自己如先前那样优秀，其结果是内心深处更加空虚。终于，有一天我想通了：反正我就这样了，我还能比目前更差吗？

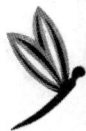

这个时候，我内心深处的勇气才油然而生。当我把自己的人生回归到零的时候，我反而看开了，我不管那么多了，我就这样一天一点地做下去，成不成功无所谓，总比我固步自封地在原地打转转要好得多。同样的，当积极的心态开始显现，某些患者就能够在日常生活中接近令自己恐惧的事物和场景，从而达到主观感受与客观存在的统一。很大程度上患者必须明白他们在抱有积极心态的时候才会让自己变得有勇气去面对症状和困难。

　　起初贝克创立认知疗法的时候是用来矫正抑郁症患者的负性思维的，后来逐渐地发展到用于神经症的治疗，贝克通过他的研究发现人们在焦虑面前所表现出的脆弱性——无论是我的经历还是贝克的研究——人在焦虑面前并没有他们想象得那么脆弱，而仅仅是他们过度地使用了防御机制，短暂地丧失了理性思考的能力，这种理性思考能力的丧失可以从患者的性格、过往的情感经历窥见一斑。因此，只要我们仅仅是被医生诊断为神经症而不是生理疾病的话，我们应该感到庆幸，我们是能够康复的，而不是唉声叹气，虽然每一位患者都会经历过一段唉声叹气的阶段。

　　对待神经症，如何培养我们的积极心态？最通俗最简明的语句就是"豁出去了，无所谓了。"如果患者不想去接受心理咨询或者不愿意接受长时间的药物治疗的话，那么这句话对他们而言至关重要。起初践行这句话会有一点难度，这是因为短时间内无法消除他们生理上的不适和心理上的焦虑、恐惧。这些来自生理上和心理上的异常的感觉一直在诱惑着患者退缩，一位长期与我交流的患者就是不愿意承认痛苦是存在的，而一直在症状之中徘徊。

痛苦是存在的，这也是森田疗法的精髓。我在长达3年的失眠里，乃至我现在偶尔出现的失眠、头痛，一阵阵的耳鸣，我不能否定这种痛苦，如果我没有改变自己对待痛苦的心境，我可能再次陷入神经症。我之所以面对痛苦而不再感到痛苦，很大程度上是我一直抱有积极的心态，反而不觉得有什么痛苦了。如果说"无所住心"是一种境界的话，我只能在以后的人生中无限地接近，而积极的、乐观的心态我却可以唾手可得。

患者能够把不接受症状也当做一种接受的话，这也就是无所谓了，豁出去了。很多时候，患者是带着满身的负面情绪在做一些无谓的文字游戏，他们不能把表面上的文字形成自己的认知进而转化为实际的行动，最终通过行动来打破症状的恶性循环。我在康复过程中压根就没有完整地读完过一本森田疗法的书籍，我只需把书中对我有触动的能够矫正我错误观念的内容践行下去就可以了，虽然我的矫正经历了一个时间过程且是在无人指导的情况下，但我依然走出来了。而今我回过头来看，应该是我在顺其自然前面加上了"积极"两个字。

高良武久所规定的森田式的生活态度如"端正外表"实际上

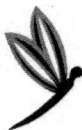

是想通过患者的行为进而来影响他们的思维。虽然我在康复的过程中并没有看到高良武久所列举的森田式生活态度，但是当我决定改变蓬头垢面的形象之后，我生活中积极的一面也开始显现，一个对自己日常生活都管理得一团糟的人，很难在意识里有积极的一面。

当陷入令自己莫名的悲伤、痛苦万分的境地的时候，我们哪怕面对着镜子笑一笑，这个时候都有可能带来心境的转变，只是不要无病呻吟地哀叹自己是苦笑而不是灿烂的笑容，任何事情刚开始都不会做得很好，也没有谁一生下来就树立了信仰。我们需欣赏并赞美自己哪怕是症状过程中的一点点进步，当积极的心态积累到一定程度的时候，自然而然就会成为一种习惯。到了最后，被动的笑容就会过渡到自然的笑容，这个时候我们的人生才会充满自我力量，才能够有勇气面对今后的痛苦或是症状的反复。

当我们带着积极的心态去生活时，会激发我们的机体智慧。例如，有一天晚上我躺在床上，突然腰部疼痛万分，我想"痛就痛吧，我欣赏着我自己的痛"，那晚我并没有失眠，反而睡得很好，第二天起来腰也没有痛得那么厉害了。如果我给予自己消极的心态，也许那晚会睡不着或是痛得更厉害。某些时候精神上的痛苦远超生理上的痛苦，反之，精神上的正念有利于生理上痛苦的疗愈。

我看过有关于正念的书籍如《正念与禅修》，如果我们有时

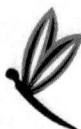

间去禅修一下未尝不可。我更倾向于用积极的心态去践行顺其自然，为所当为，在目前这个处于变迁和繁杂的社会下，这才是能够使我们更好地生活在当下的人生哲学。

六、实践森田疗法

顺其自然，为所当为

我起初接触森田疗法的时候，并没有过多去关注什么是顺其自然，什么是为所当为。而是先明白了"精神交互作用""疑病素质""痛苦""欲望""活在当下"。而且我是通过森田博士三段论（注：即先告知正确的认知，然后告诉怎么样理解是错误的，怎么样理解才是正确的）的写作手法，通过其书中的案例才逐渐理解。我在患神经症的时候耐着性子读了3遍森田博士的书稿后依然没有明白什么是顺其自然，我在网络上接触到的大部分患者除了问我他会不会好之类的问题之外，问得最多的就是"您对森田疗法怎么看？您认为什么是顺其自然，为所当为？"我不排除一些症状持续时间较长的，或是被症状逼得没有办法了的患者会急中生智，这句话起到了类似于佛家"当头棒喝"的作用而让他们顿悟。

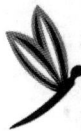

　　很多时候，患者对待自身症状都是片面的、放大的、曲解的，甚至是茫然的，患者会感到非常痛苦，但事实是他们错误地理解了症状。所以患者起初不能理解"顺其自然，为所当为"是很正常的，这对他们来说无异于是一种毫无征兆地说教。有患者抱怨道："这是哪门子顺其自然法，就像是一个道士，只说了一句话，却告诉你天机不可泄露。"这位患者在没有认真了解森田疗法时的抱怨也不无道理，患者在对待症状本身以及他们感受到痛苦的时候首先想到的就是尽可能快地摆脱和逃离，这符合人生存的本能，正常人在遇到威胁时首先想到的也是逃离，所谓"三十六计走为上计"。也有一些患者认为"顺其自然，为所当为"只是一种正确的生活态度，不会起到作用，或者只适合一些症状比较轻的患者。因此，需要认真解释一下什么是"顺其自然，为所当为"了。

　　"为所当为"很好理解，就是日常中该做的事情照样去做，患者以前是什么样的生活，现在依然可以采取什么样的生活。森田疗法里面所提到的"为所当为"并不是针对症状的，这一点比行为疗法（注：一种治疗神经症的方法）好理解，关键是"顺其自然"的解释。

　　关于"顺其"，森田博士书中所表达的意思是"忍耐并顺从"。如森田博士提到的对强迫症的治疗方法："一方面要看患者对待恐怖或痛苦的态度，另一方面还要促使他对自己原有的欲望进行自然地发动，使之领会痛苦和欲望之间相互调和的心境，领会对自己现在的境遇和对降临的命运绝对服从的心境。这样一来，过去的苦恼会如梦醒似的逐步消失。"这段话就很好地说明了这一点。

自然则是一个很笼统的概念，可以被各种说辞无限的放大，也可以引申出无数的各种领悟和各种高度抽象的词句，但这不符合埃默里（注：一位认知疗法专家）指出的对患者应采取"简化，简化，再简化"的治疗原则。因此，"自然"可以简单地理解为人本能的反应。

"顺其自然"连贯起来，按照森田博士书的思想以及其书中介绍的情感法则，可以理解为"顺从情感发展的客观规律"。按照有的学者对日文翻译成中文可以解释为"原封不动"，也就是患者可以让他针对症状这块所有的想法原封不动地保存在脑海里面，其意思是不排斥，不对抗，这与"接受症状"基本一致。因此"顺其自然，为所当为"连贯起来的最好解释是"带着症状去工作和生活"。

然而很多患者对"带着症状去工作和生活"只是表示不理解或无法接受。症状让他们如此之痛苦，他们往往认为带着症状去工作和生活就要痛苦一辈子，还没开始践行就开始退缩。事实上这是错误的，起初带着症状去工作和生活确实会感到痛苦，因为他们已经发展成为神经症，要想从神经症回归到常人的状态是要经历一个看上去很痛苦的过程（如同小时候断奶会哭一样，另外去体会第三章森田博士对于痛苦的解释）。人的思维是灵活和发

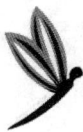

散的，患者的思维是固着于疾病的感受之中的，工作和生活能够分散患者的注意力，一旦不去过多关注，自然症状就会慢慢消失，也不会再感到痛苦，以后的症状都是常人所有的一种情感。如从焦虑症回归到焦虑情绪，焦虑症让人痛苦，且程度很深，而焦虑情绪则是任何常人都有的一种情感。

症状来临时的应对措施

神经症患者的注意与意识过分地固着于其自身的感受，某些焦虑症患者总是有选择性地关注威胁性的语义和图像刺激。因此，尽管他们之前读过或听人说过许多正确的认知，但往往症状来临的时候，已然全部抛在脑后。

我的亲身经历告诉我，当我由起初的焦虑情绪发展到严重的惊恐障碍和轻度抑郁的时候，我似乎已经丧失了自我。这个时候的我就像一条被网网住的鱼，四处乱撞，找不到方向，一些常人看来非常简单的道理我一时竟不能明白，甚至怀疑，陷入极度的主观世界和迷茫之中。

我到底该怎么办？在没有接触森田疗法之前，我在网上看到过一位社交恐惧症患者写的经历，大概是说她非常害怕别人在公共场合聊她，结果不敢出门。期间为了壮胆，她像小丑一样在家人面前大肆地表演搞笑，逗得家人哈哈大笑，这一笑又让她怀疑家人是否认为自己有精神病，于是充满失落。直到最后她认识到必须得开始生活，于是她开始慢慢调整自己的内心，融入社会，后来开了一个网吧，过上了幸福的生活。文章写得很感人，我当初甚至流了泪，还专门打印出来放在枕边品读。可是过了不久，我似乎又陷入到主观世界里去了。

当我内心不安的念头开始涌现，当我失眠头痛不舒服，我本能地开始挣扎，似乎忘记了上述那位社交恐惧症患者给我带来的正能量。就算我读到森田博士的著作，意识到我要接受症状，但实际上，我离真正地开始接受症状还有一段时间距离。只不过期间有一点我做得很好，就是我放弃了跟症状的对抗，这至少阻止了我症状的进一步恶化。**放弃对抗，这是患者所需做的第一步应对措施。**

为什么我一开始不能接受症状？我现在的感觉是如同西酞普兰在我身上起到的作用一样。我记得这种药是在服药 20 天后开始对我稳定情绪起到了很好的作用，并不是今天吃了明天就见效。任何药物起作用都有个时间过程，在我正确地认识自己的时候，我开始从困住我的网里面钻出来了。这也诠释了我跟一些患者解释过的问题，结果他们没过几天又跑过来问我。起初的焦虑、不安、怀疑自己的症状和他人的不一样时，就想尽快回到原来正常的状态，甚至害怕回不来，于是，他们在信与不信之间来回纠结。**这种症状背后往往透露的是一种欲望，唯有降低其背后的欲望才能从心里面真正地接受症状，这是患者需做的第二步应对措施。**

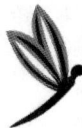

由于长时间地坐在电脑面前，导致我的腰和颈部出现了问题。于是我去医院检查，医生安排我去做核磁共振。我带着耳机，躺在仪器上面，仪器吱吱地扫描声突然使我心跳加速，一种不安涌上心头。我已经把森田博士的著作读了数十遍，可我还是会有这种恐惧。是的，生病的时候谁都希望自己尽快好起来。我下意识地把自己调整过来，恐惧就让它恐惧吧，不安常在，没有任何人可以一直快快乐乐下去。**用过去积累到的正确体验来应对当前的处境，这是患者需做的第三步应对措施。**

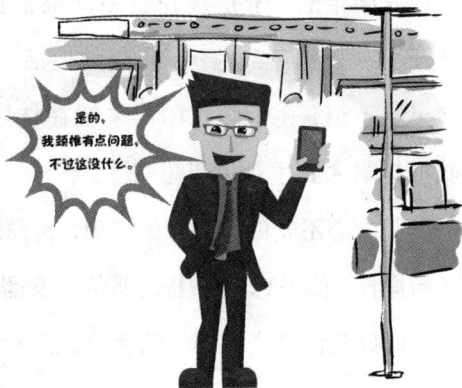

仪器在我身上吱吱地扫描了 30 分钟，我不能动弹，在这密闭的空间里，我无法通过转移注意力或者走动排除我的不安，但是这种不安的情绪在我身上不到一两分钟时间就消失得无影无踪，我甚至开始享受起这种吱吱的声音，尽管腰还是非常痛。**生活也就这样，期待更好的，这是患者需做的第四步应对措施。**

需要提醒注意的是，这四步应对措施并没有严格的先后次序，患者可以根据自身情况灵活调整。

顺便提及的是，在网络上有一位频繁惊恐发作同时伴随躯体

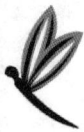

症状(震颤)的患者,她原本是一位很优秀的人,她认为是"病"耽误了她。有一次当她见到了她的小学老师时,那位老师向她提及她的同学如今都已结婚或考上了研究生,于是她觉得自己一无是处便开始焦虑,并在当天晚上出现了惊恐发作和躯体震颤。我用认知疗法的相关概念跟她解释情境(小学老师向她讲述同学的情况)→出现负面的自动思维(认为自己一无是处)→影响情绪(焦虑)、生理(震颤),然后我告诉她是有优点的(美丽、善良),要尝试换一种角度看待问题,少一点羡慕嫉妒恨,多一点欣赏自己。结果当她再次遇到那位小学老师时,她能很快地识别出负面的自动思维并矫正过来,她高兴地向我讲述她已经知道如何应对了。只是这种矫正信息有可能需要在咨询师的引导下完成。

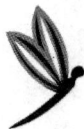

运用技巧

我不太赞同过多地从思想上去强调技巧,对待神经症要小聪明是没有用的。因此我下面所提到的运用技巧是从实践层面出发的。

1. 实践比理论更重要

绝大多数患者很难迈开第一步,在网络上听到某位咨询师介绍有位患者几乎能把一本森田疗法的书背下来,但就是不见好,原因在于只看不做。那位咨询师叫他把书烧了别看了,这样看下去是没有任何意义了。相对于"顺其自然"而言,"为所当为"很好理解。只知道去看去说,不去尝试,就会是虚无缥缈的空中楼阁。

2. 只要初步理解症状，就要开始行动

能理解到别人与自己有同样的苦恼，能理解到自己的症状是怎么来的的时候，就要开始尝试行动，去实践。我当初就是读一点就做一点，遇到不懂的时候再回头来看看书，这样才能加深体会，行动力才会慢慢增加。

3. 我要从现在开始

"我要从现在开始"，意味着从当下的行动开始改变。下面是一位强迫症患者的表述。

今天上午纠结了一阵，觉得衣服晒在阳台里面，晒得到太阳，但是没有外面太阳好，又觉得尽管衣服晒在阳台里面晒到的太阳没有外面好，但是晒在阳台里面晒的时间长了，和晒在外面的效果是一样的。好在纠结的时间不长，就化解了，虽然后面有一点反复，但大方向把握住了。

今晚我和老妈说话，她耳朵不好听不清，瞎说我说过的话。我以前跟她说过你听不清我说的话，就问，不要瞎猜，她老是忘记。我本来想跟她说："我跟你说的我明天早上九点上班，六点五十分起床，就算你听不清，脑子里想想就知道了，不可能七点起床，六点五十分再起床的。"但是这次我没指责老妈，因为我觉得她脑子糊涂，容易忘记，目前是没办法改变的，还是要先改变自己的想法。

我老是喜欢指责老妈说话重复，听不清瞎问，不动脑子，其

实我指责老妈是一种心理上瘾。我不按上瘾的方式去做，心里就难受，非要指责一下才舒服，但是又觉得这样做是错误的，不该这样，于是想下次改，可是到了下次还会想再下次改，下次复下次，永远走不出来。

我决定不能重复以前下次改的想法了，而是当下开始改变，断掉上瘾的源头，虽然一下子不能真正断掉，但是只要付出行动了，总会慢慢改变的，经历了不按上瘾方式做所带给我内心的焦虑之后，自然而然就能走出强迫思维的怪圈了。

回复：强迫症的症状就是自己在和自己的想法或行为作斗争，"虽然后面有一点反复，但大方向把握住了。"你所说的把握的大方向其实就是放弃了和自己的想法对抗，不再去过多地关注这种想法，没有对与错，自然也就不会在意。

妈妈的耳朵不好，听不清你说的话，有时候唠叨，自然会觉得很烦，这种烦躁是任何常人都有的，但是一些人烦过以后又开始指责起自己来。如"我不应该对我妈妈生气的。"这是一种良心的忏悔，是很好的。过去了的事情就不会再回来，下次注意一点就行，所谓的注意并不是要保证这种情况不会再次出现，因为不是每个人的修养都能达到圣人的标准。

"我决定不能重复以前下次改的想法了，而是从现在开始，从当下开始改变。"这点你做得非常好。但是你要明白你所要作出的改变，是当你再次出现这种想法时意识到这种想法的出现也没什

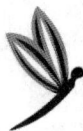

么，接受这种想法就好了，而不是去过多地分析和纠缠这种想法。

人的修养的提高如同你之前所说的强迫症的康复需要一个时间过程一样，只要你能够意识到自己不应再去过多地纠结，或者当纠结的想法再次出现的时候你能够拉回到现实生活中来就行。你逐渐开始的正确体验能够让你做到这一点，很不错。

4. 一点一点改变

森田疗法的优势在于引导患者从对症状的关注走向对症状的顺其自然，这是需要一个时间过程的。对于某些患者而言，意味着一次艰难的开始。

很多患者对治愈过程抱有不切实际的欲望，试图立马消除。做事情刚开始满腔热情，最后虎头蛇尾，如一位我长期跟踪的强迫症患者曾连续 20 天每天卧床 20 小时以上，却突然有一天暴走 56 公里，他太想治愈了，结果在此过程中耍尽小聪明。某些时候，一些半懂不懂的患者让医生很头疼。

一点一点开始改变，如果不是忍耐力很强的患者，如果满腔热情，抱有必死的信念去工作和上班，有可能没有几天就被症状打趴在地上。我接触的那位通过日记与我交流的患者（现在已经不能用患者表述），起初跟我说："我跟我妈妈说了，要是这次我撑得过就撑，撑不过就不活了。"我回答道："你很有勇气，活不活了还很遥远咱们不去考虑，但我们可以慢慢开始。"读者可以去看看她与我的通讯交流，她就是一点一点地在改变，过程中也

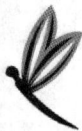

有情绪波动的时候。

慢慢来，对待神经症，只有一条路，由适应到治疗，这是需要时间的。至于那些顿悟的患者，在我看来仅仅只是极少数，而且事后会不会反复还没有进行科学统计。

5. 做真实的自己

我康复后为了写这本书稿，反反复复地把森田博士的三本著作看了不下 20 遍。纵观森田博士书里面与患者对话的每个字，其背后透露出来的意思就是"事实惟真"。最后我得出我之所以逐渐康复的结论是：森田疗法教导我如何做真实的自己，而且我能够真实地承认我自己。

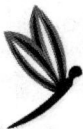

先抛开"顺其自然，为所当为"。承认自己人性中的缺点，能够做到接受症状，至少就能康复一半。若粗略地按照精神分析（注：一种治疗神经症的方法）的观点来看，神经症患者就是"理想我"和"现实我"在打架，为了不打架，只需承认"现实我"就可以了。

做真实的自己，意味着承认自己的处境，意味着开始接受症状，意味着过于强烈的欲望在降低，患者将开始逐步走向康复。

实践所需要经历的过程

对于大多数患者而言，我把其康复过程分为如下关键几步：

①了解症状；

②接受症状并去观察，体验症状；

③初步领会症状；

④症状会反复；

⑤再去观察、体验症状；

⑥反复观察和体验后逐渐领悟"顺其自然，为所当为"。

其中治愈的难点在于上述第②步和第④步。得益于田代信维从精神生理学的角度对森田疗法中住院式疗法进行论证的启发，我用进化论的观点来解释患者的治愈过程，以方便患者理解。

1. 症状的本意是为了更好地生存（本能的向上欲）

正常情况下，人的身体会对疾病产生各种反应。如感冒了会发烧，浑身没有力气。发烧一部分是为了调动自身的免疫机能，而无力则是提醒在感冒期间要注意休息。同样对于某些行为，如做事非常细致，非常爱干净，等等，起初都是提高我们的工作和生活质量不可或缺的部分，只是当精神上的倾向性发展到一定程度时就会演变成强迫行为；又如看到人就脸红，说话结巴，起初是使我们能够在人际交往中保持谦虚谨慎，只是当精神上的倾向性发展到一定程度时就会演变成社交恐怖。所以，患者必须明白最初在还没有形成神经症之前所出现的种种表象都是为了使其能够更好地生存。

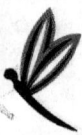

2. 适应症状就是适者生存(顺其自然)

对于一个一侧肾脏摘除的患者，较长时间以后他的另一个肾可能会变大，功能变强；肝脏部分切除的患者，半年以后又会长成原来一样大等等，以上生理上的变化都已经过了现代医学的证实。同样，对于患者已经产生的种种症状，人的自身调节机能都能将其适应直至钝化，然后消除。例如，心脏神经官能症患者的心悸不安，多次发作而不去关注它的时候，心悸不安就会消失。

3. 认知是手段，不是目的(应该为所当为)

从我们学习走路的那一天起，走路就是为了使我们能够适应这个社会而获取的技能，并非是为了走路而走路；我们读书、学习是为了用学到的知识去解决我们在生活和工作过程中所遇到的问题，并不是为了读书而读书。如果患者读到了一些表象症状就一股脑地钻进了这些表象症状里面，试图去探究这些表象是如何来的，结果可能是越搞越糊涂。所以，学习森田疗法，亦或是其他各种疗法，只需把它当做一种工具在实际生活中运用好，能够解决其神经症的问题就可以了。

4. 冲突不可避免(思想矛盾是必然阶段)

很多患者和森田疗法有一个蜜月期，此时森田疗法像突然出现的一盏明灯，让他看到了希望。一旦蜜月期一过，如果森田疗

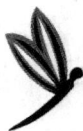

法没有达到他预期的效果，就又开始否定起来，这种冲突不可避免。人类经历了很多次灾难般的演变才得以幸存至今，每一次灾难都在不断地修正和提高人类适应自然的能力。所以说，有冲突对于患者来说往往是一种希望，只是不要从个人的主观出发来解释和说服这一种冲突，而应从实践中不断地总结和领悟。

5. 实践中可能需要试错(症状反复的时候会出现停滞)

人类的进化和生存能力的获取都是通过反复实践之后取得的。我在这里着重想解释一点的就是，适应症状为人的自身调节机能赢得时间和空间的同时，找到顺应自然这条正确的道路所需要的技能可能需要反复地实践和试错。应对症状的反复，需要一次一次地体验，失败了就从失败的地方重新做起。在这个过程中有时候不自觉地出现的错误，就像小时候写错了字一样，擦掉重新开始就是。

6. 还原到本来面目

承认神经症症状的存在而照常地生活，同时针对困扰本身不断地去实践而逐渐积累正确的体验，最终意识和注意的集中指向就会慢慢发散，精神交互作用被去除，生活回到了该干嘛就干嘛的境地，神经症就不知不觉地康复了，这就还原到了生活的本来面目。顺其自然，为所当为已经融入了生活，而不再是书面上的文字。

实践过程中的误区

误区 1：理解症状但不去实践

以下是我与一位以疾病恐惧为主的恐惧症患者的对话。

我：你的症状是什么？

患者：怕狗，怕得狂犬病。

我：只是怕狗？还是怕的对象会随着时间和空间有所转移？

患者：有所转移，怕老鼠。

我：也就是说可能会出现恐惧一切所有有可能导致疾病的东西，对吗？

患者：也不是，现在就是怕狗和怕老鼠，担心会得病。

我：你最近一次接触到狗是什么时候？

患者：前天看到狗了，看到了都十分害怕。

我：那你现在得病了吗？狂犬病。

患者：没有啊，是担心自己得狂犬病。

我：所以你所说的恐惧完全是自己主观构造出来的，对吗？

患者：是啊。

我：解决这个问题有个办法，你是否愿意去做？

患者：当然愿意。

我：你明天再去见一次狗，看得狂犬病没有。

患者：这个当然可以，但是我的内心中总是会反复地想啊，就是现在都会想。

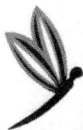

我：后天再去，下次和我聊天的时候说说两次见狗的感受，记录下来。

患者：还有一个症状就是，我老担心我办公室的老鼠屎会不会传播疾病，我到底该怎么办？

我：你先按我说的去体验见狗的时候的感受和观察你见之后和见之前到底有没有什么变化，至于老鼠，目前你先让他去想。

患者：好的，我会按照你说的去做的。

我：很好。你现在这些恐惧的想法并没有影响到我跟你的交流，是这样的吧？

患者：没有啊。

我：此刻你依然是健康的，对吗？

患者：对啊，但是那些强迫的想法总是在我脑子里面散不去，就像幽灵一样，我不知道我到底该怎么办。

我：这就很好，接受这些症状并不会给你带来什么。

患者：按照森田的理论您认为我能好吗？到底该怎么接受啊，能否讲具体点，谢谢。

我：不仅仅是按照森田理论，所有理论都认为神经症可以治愈。我所说的接受就是让他去想，让他去恐惧。

患者：太经典了。让他去想、让他去恐惧后，痛苦感会减轻吗？

我：不可能马上减轻，但是对他不管不问，以后它自然而然就不会再去纠缠你了，现在是你非得要去纠缠他。

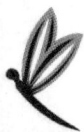

结果第二天，患者又来问我："我现在很恐惧，还是怕狗怕老鼠，怎么办？"事实上我已经告诉他该怎么办了。我问他："你是来我这里寻求安慰吗？"

可以看出，这位患者对自己的症状十分清楚，也意识到恐惧并不影响他跟我的交流，也不会给他带来真正意义上的健康问题。对于绝大部分患者来说，接受森田疗法的相关知识并不是一件很难的事情，但往往是知易行难。

误区 2：无法接受症状

以下是我与一位以社会伦理道德为主的强迫症患者的对话。

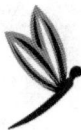

患者：我对森田疗法都理解，也知道要去接受症状，但我真的无法接受。

我：哦，说说看。

患者：我的症状是违反社会伦理道德的。

我：不方便透露是吧，没有关系。

患者：（沉默）

我：你看了"纯真的心"那篇短文吗？

患者：看了，我做不到。

我：你可能需要时间接受。

患者：我该怎么办？

我：一旦出现你所说的想法，你先不去对抗你的想法吧，不去对抗不是意味着要你接受。

患者：好的。

事实上，可能我们每个人都出现过违反普世价值的想法，这种想法只是一闪念而已。觉得可耻就不去做，而不要去纠结此想法的对与错，这就是正常人和神经症的区别。

误区 3：对待痛苦的感受

下面是我与一位穷思竭虑的强迫症患者的对话。该患者看了《强迫症的森田疗法》一书以后，开始纠结书里面所说的"没有反省能力的人不适合森田疗法"这句话了。该书的作者善意地告诉他就当这句话没说，他却认为他错了。

患者：我是想我以他的书为指导，可他现在也承认有错误，让我不知所措。

我：（沉默）

患者：我以他的书为指导。

我：（继续沉默）

患者：可他却说错了。

我：（打算岔开话题）你是做什么工作的？现在在上班吗？

患者：数学老师，休息。

我：那就好好休息吧。

患者：我就想问问您对这个事的看法。

我：他只是叫你不要去过分理解这句话。

患者：不是，他书中说了，不适合没有反省能力的强迫症患者，可没有反省能力的人不会得强迫症，这本身就是矛盾的。

我：我问你，就算他错了又怎么样？你犯过错吗？你只需知道正确的。

患者：由于强迫行为不像强迫思维那样让人痛苦，所以强迫行为难以康复。

我：（再继续回答就会被他绕进去了，转而问他）你痛苦吗？

患者：痛苦。

我：如何痛苦？

患者：我以他的书为指导，现在他说他有错误，而且在书中多次出现这句话，我该怎么做？我之前的生活指导还正确吗？还能继续读他的书吗？

我：假如我问你要500块钱一个小时的聊天费，让你的工资全部给我，你会痛苦吗？

患者：会。

我：这种痛苦才是真实存在的，你的痛苦是自己制造出来的。

患者：哈哈，我好像能明白一点点了。

患者所有的痛苦都是自己制造出来的，只是他们往往执着于主观意识上的痛苦。症状本身需要从实践中去领悟，痛苦感就会慢慢消失，否则会陷入接下来的这个误区。

误区 4：纠结于与自身症状相关的书面文字

这和理解症状不去实践有些类似，但也有不同。以下是一位

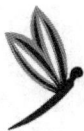

焦虑兼抑郁症患者看了我节选的章节以后对我提出的问题：

- 耳边的歌曲是什么原因形成的？

- 产生焦虑的原因是什么？（后面不是接受症状了吗）

- 在家里呆了一年后神经症症状消失了吗？

- 这种状态休息好还是上班干点活好呢？

- 过高的欲望怎么理解？欲望是本能的，怎么降低过高的欲望？

- 你有强迫症吗？（耳边的歌曲算吗？）

- 惊恐是什么引起的？焦虑？

- 你有写日记的习惯吗？森田疗法是要写日记的吧？（因为记忆很差，很多经历的事情包括当时的感受过段时间容易忘记。）

- 你的情况跟身边的同事，朋友都讲了吗？（我谁都没告诉甚至包括家里人，我感觉他们都帮不到我或者还会把我当做不正常的人看，讲到抑郁症有些人可能会误解。）

- 有些情况下的精神交互作用是不是不好察觉啊？

- 什么是体质性忧郁？怎么区分？

- 当我想特认真做某件事情的时候脑子里就会浮现一些人的画面（随机乱想的），例如想到身边某个同事的画面。这是属于强迫吗？我上高一的时候就出现这种情况了。

- 我现在头晕，感觉脑子特别不灵光。

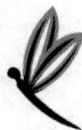

我实在不知道这位患者脑子哪里不灵光。我一并回答如下：

- 耳边萦绕歌曲是由于注意与意识长期关注在这一块。
- 产生焦虑的原因是对治愈耳鸣的欲望过高。
- 在家呆一年，看书学习也是生活，当然症状会消失。
- 身体差当然要休息，身体好肯定要工作。

过高的欲望因人而异，你自己去理解。欲望无处不在，随时修正就行了，超出自身能力的就不去想，想也实现不了，但现实中可以去努力。

- 医生没有给我诊断为强迫症。就算有，我也没当做一回事。
- 惊恐是由于长期处于对耳鸣担心的负面情绪中造成的，焦虑同样如此。
- 我不写日记，但写日记有可能帮助你温故而知新，无病呻吟的日记没有多大用处。
- 刚开始自卑，没有讲，后来认识到了也没有必要讲，但好朋友聊聊是没什么的。
- 精神交互作用肯定能察觉到，只是你刚开始而已，我觉得这点你还停留在字面上。
- 忧郁有很多种，医生诊断了就行，你不搞科研就不要管它。
- 这一点常人都有过，别给自己扣帽子。
- 你脑子很灵光，居然问了这么多问题。

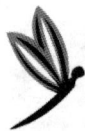

误区5：喜欢给自己扣帽子

下面是我与一位对声音恐惧的患者的对话。

> 患者：我害怕别人打喷嚏，我觉得我是强迫思维。
>
> 我：就只是害怕？
>
> 患者：嗯，有时候会胡思乱想，人会很紧张。
>
> 我：我觉得不是，当然你要去医院明确诊断。
>
> 患者：原来医院也说我是焦虑症，但我感觉我是强迫观念。
>
> 我：哦。
>
> 患者：我经常出现一个强迫思维好了以后又出现一个强迫思维。
>
> 我：你认为你是强迫思维，但事实上并不是。
>
> 患者：我觉得我就是。
>
> 我：你现在就像是活在梦里一样，在做无谓的对错相加，结果当然是错的。你凭空想象的强迫思维，怎么可能成为真实的强迫症了，这也不是你期望的。

后来我了解到这位患者原来是加入了一个强迫症的 QQ 群，里面的谈话让她开始联想起自己是不是也是真的患了什么强迫思维，事实上她只是自己给自己扣了帽子而已。

误区6：不能接受症状反复

下面仍然是我与上面那位患者的对话。

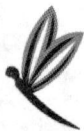

患者：昨天我去了医院，医生给我配了一大堆药，有帕罗西汀，对强迫思维有作用，晚饭后吃一颗，4小时后一颗，我忍住今天没吃，想自己通过森田疗法试试，昨天医生也叫我去学点心理学，说对我康复有效果。

我：该吃吃吧，森田疗法就是心理学。

患者：我原来吃的是怡诺思，我想还是原来的药先吃一颗试试，实在难受就听医生的话。

患者：昨天晚上和你的聊天很好，减轻了点强迫思维症状，今天下午又不行了。

我：慢慢去适应，反复很正常。

患者：我不知道我能不能接受。

我：给自己时间。

患者：（沉默）

患者仍然在强调自己的强迫思维，看来对接受症状反复抱有疑虑。她处于作茧自缚期，但是，接受症状反复是走向破茧成蝶的必要途径。

以上我提到的仅仅是患者在康复过程中所遇到的部分问题。可能还会出现其他问题，如刚开始怀疑自己，否定自己等。

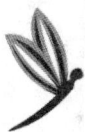

着重注意的几点

1. 与症状同化

与症状同化，就是接受症状。从我的经历来看这一点在初期是很难的，要想破除这个难点是需要不断地修正对破除症状的目标期望值。也就是说，当患者觉得无法忍受时，那就不要去忍受，不去管它，任由时间来冲淡这种痛苦的感觉，直至不再关注症状。我曾经动过手术，那种麻醉醒来后的痛苦在初期的那两天除了忍受还能怎么办？过了两三天后就不会再痛了，人的生命本身就加了一个时间的维度。一旦与症状同化，尽管患者对症状还感受到痛苦，但依然可以上班、游玩、阅读等等，这样就会慢慢地回归正常。

为什么有的患者不能与症状同化，而到处去寻医问药。我认为可能他们一方面对主观世界痛苦的感受没有足够正确的认知，另外一方面，他们可能以为自己是得了无法治愈的疾病或者对症状的本身充满恐惧的心理。研究森田疗法的专家已经证明：①神经症本身只是一类症状，而并不是真正的疾病；②神经症不会转化为精神病。

2. 不要灰心

水谷启二和田代信维这两位顶尖的专家无不说明了一个道理：一旦患者陷入精神交互作用的泥潭，往往拉出泥潭的过程如同人的成长发育一样，即从婴儿期开始，到幼儿期，到学龄期，再到青春期……一个幼儿从开始学习走路、学习说话，都是需要时间进行反复练习的，中间有可能会摔倒，有可能发音会错误，但是不能否定他们一定会长大。大人看着小孩说不清词语的时候有时候会开心一笑，患者怀疑自己、否定自己的时候何不对自己笑一笑，犯错有那么可怕吗？患者往往在实践中失去耐心，如同刚学走路的时候摔倒几次就不愿意再去学走路了，这当然是不对的。患者只要意识到自己接受的"再教育"是需要一个时间过程的，如同当初幼儿时自己学走路一样。

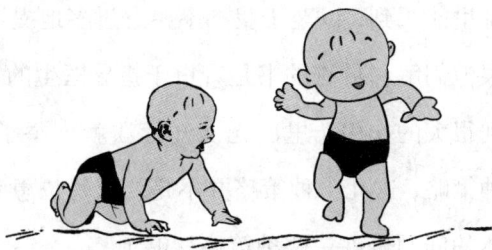

3. 不要去接受错误疗法

森田博士在其著作里面多次提醒患者不要去接受某些错误的疗法。现在电视上一些形形色色的骗人广告，"包治百病"，充满诱惑力，患者很喜欢对号入座。网络上面一些关于治疗失眠、抑郁、强迫症的广告，若过分地强调治愈时间，宣扬所谓新奇的疗法，过分夸大治愈率应该算是一种虚假的广告。还有一些所谓的如张悟本之流的人物，居然在湖南卫视上大肆宣传其充满夸张色彩而毫无科学依据的言论，让人唏嘘不已，患者千万别信。

4. 不要盲目求多

与某些患者不愿意去接受认知不同的是，一部分患者认为学

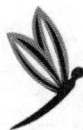

的越多越有用。例如，我提到我看过贝克的书，很多患者就问我哪里能买到，以至于我都不愿意过多地提及我看过什么书。我得跟他们解释贝克的书是着重于指导医生的，也许他们看了不会起到很大的作用。里面光认知疗法就列举了临床可以采取的几十种策略，这几十种策略并不是要求每位患者都会，事实上解决个体的问题也许一两种策略就够了。

　　这类患者起初阶段还不能够熟练地梳理所学到的知识，一味填鸭式地阅读反而给患者在思想上增加沉重的负担。如同记住了上万个英语单词，却不能说出流利的英语，而事实上只要掌握了两千个单词就能够保证流畅地用英语与人进行交流。不去盲目求多有助于**保持认知的简洁性**。另外，某些理论过于复杂，患者可能会一头雾水甚至给其阅读带来挫折，这类书籍和文字也应尽量避免。

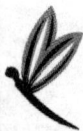

延伸阅读

保持认知的简洁性

　　一旦认为无法对心理问题进行自我疏导的时候，患者正确的做法是去正规的医院或正规的咨询机构或自己信赖的咨询师寻求帮助而不是去百度。我在网络上看到太多的患者，其认知都相当混乱。一位通过日记和我进行交流的惊恐障碍患者，我几乎额外花了一半的时间才把她从某些错误而混乱的认知中拉了回来。

　　患者在面对神经症症状的时候感觉会出现很多问题，这些问题来自思维、感觉、行为、生理方面，每一方面都会有许许多多的表象。为了解决这些问题，他们试图努力地去搞清楚为什么，而在这个过程中能够有甄别和梳理能力的患者只是少数。我在神经症的时候也经常百度，那些百度给出的词条和名目繁多的解释，以及我初期对号入座的疑病心理，让我更加焦虑和迷茫。某些患者经常要我给他们推荐适合的书籍，而我首先向他们说明的是先巩固所学到的知识，在症状来临的时候能够理解和运用这些知识，能够举一反三。如果实在认为还解决不了问题，再去看书也不迟。

　　太多的理论对于神经症的症状甚至是正常人的焦虑情绪而言没有一点好处，正常人哪有一天到晚地学习心理学知识的。神经症症状的形成是由于注意力与意识固着于某种病态的感受，天天去看势必导致注意力与意识的更加固着。另外，某些书稿著书立说的读者群是面向医生的，倘若患者自己去看有可能头都会搞晕或者钻到理论里面去。

　　保持认知的简洁性还有一点好处是，一旦决定进行心理干预的时候会给咨询师减轻许多负担。有些患者，他会问你许多他所看到的有关于理论方面的知识要你作出解释，他会在你面前说出

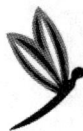

更专业的名词解释，他甚至会跟你去探讨大脑的结构，其实这消耗的是患者的资源和不自觉地拉长了他的康复过程。且先不说治疗，至少这需要设置议程把他引导到正确的方向上吧，这需要时间和金钱。

对患者的心理干预一般是面向问题的，而且要尽量简化。如果一位咨询师跟患者所说的他不能理解，会马上考虑换一个角度去阐述，最终他会让患者从自己的口中说出来。例如，一位长期与我日记交流的患者最后给我来了一句："你说的这些我原来都知道啊。"我问道："那你症状缓解了没有？"她答道："我感觉缓解了，快要康复了。"这就很好，她已经把书本上的知识融入到了实际行动中，这才是治疗的目的。

对于某些长期在各种神经症的聊天室里面泡着，在网络论坛里混着，成为了老油条那种类型的患者，时间越久越难康复。患者有一种病态的心理，希望尽可能多地去吃免费的午餐，结果无法消化反而引起胃肠功能不适。出于写作的需要，我很长时间混迹于各种神经症的网络论坛，在我与某些患者建立信任关系之后，我对他们提出的要求是关闭其加入的各种聊天室，甚至当做自己什么也没有学。在梳理和处理信息的能力以及先后顺序方面，某些患者确实需要指导。

方法在哪里

在过去的一年里，我在网络上接触了大量的患者并与数十位患者有过深入的交谈，我观察过很多 QQ 群里面患者的对话，我甚至很庆幸我当初患神经症的过程中也就看了森田博士的 3 本书，当我到处寻医问药去追求所谓的方法和治疗，当我百度到自己快要筋疲力尽的时候，我果断地选择了放弃，这对于部分有自知力和反省力的患者来说，这样做就已经是最好的方法了。

　　在康复后的 3 年里，我大量地阅读了主流治疗流派的经典著作，如贝克的，弗洛伊德的，罗杰斯的，埃利斯的，南希·麦克威廉斯的，等等，最终我隐约明白了无论是何种流派，多少都涉及到对患者的"核心信念"的评估与改造，如南希·麦克威廉斯在《精神分析案例解析》一书中所说"至少分析师应该了解自己潜意识里面最深层的、最幼稚的、非逻辑的欲望，并能平静地对待这些欲望……然而，治疗应该将非理性的欲望和信念引入意识层面，以便审视它们、放弃它们、并最终以更现实、更可能实现的目标来取代它们……"，在这一点上，精神分析和认知行为疗法是一致的。我也曾拿贝克等所著的《焦虑症和恐惧症———一种认知的观点》和森田博士的书作过比较阅读，我粗略地了解了各种主流疗法在对待神经症方面所形成的理论共识，无外乎是下面几点：(1)病态信念；(2)脆弱性；(3)负性思维；(4)恶性循环。我所说的这些，只是从一位康复者的角度来诚恳地告诉患者，方法非常多，但万变不离其宗：以乐观的心态接受症状，积极地去生活。更为通俗的表述就是"不去管它，该干嘛干嘛。"这就是道，

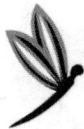

这也是人类生存的法则。如果患者开始执迷于我列举的那些理论和大师的书，那么我将对他们的作茧自缚深表遗憾。同时，在我看来，有关森田疗法的书是非常适合作为患者的心理学方面的读物的。

一位伴有强迫思维的焦虑症患者，在与我交流的时候固执地认为我是在用森田疗法对她进行治疗，事实上我是先用认知行为疗法与她进行沟通。一位抑郁症患者固执地认为抑郁症是生理疾病而不是精神疾病——至少我觉得他不是内源性的抑郁——源于他听到了一些所谓的讲座。纵观我在网络上遇到的绝大部分患者，他们都至少同时加入了 3 个及以上的神经症 QQ 群，这就难免让他们听风便是雨，弓杯蛇影，然后一起探寻方法。在这条路上，一部分患者会如当初的我一样在探寻得筋疲力尽时迷途知返，一部分患者则有可能越陷越深。

方法到底是什么？我在症状来临时的应对措施中已经有过讲述，我在有关欲望的章节中也有过讲述，如果能够尝试着去做一下，也许会有收获。一位与我系统交流的患者每次都问我要方法，一旦发现不能短时间内解决问题就急不可耐。确实，这种思想上的固着很难让他们轻易地使用矫正信息，但是所有的方法都是需要自己在行动中慢慢去领悟和体会的。我曾跟一位患者说过："我想一年赚一百万，但是钱想是想不来的，钱是靠自己的勤劳与智慧挣来的。"

　　我再深入一点，过程中的方法是不断地通过实践，修正偏差，最终趋于目标。一位人格障碍的患者，喜欢在网络上骂人，和人吵架，喜欢找大叔来当她的爸爸以求获得童年时代的父爱的缺失，当我向她建议给大脑以时间来思考那些非理性的欲望时，她开始关注自己的大脑时间，在此过程中她觉得很累。当她再次向我交流时，我告诉她："这些已经在脑海里根深蒂固的观念纠正过来，或者说形成新的正确的体验来逐渐取代原来的错误的想法是需要一个时间过程的，你这样做有点刻板了。"然后她就明白了，她不再过分地去关注大脑的时间，而开始学会有意识地去选择新的生活态度。这也就是我解释了在对待神经症的这个问题上，患者会像小孩子学走路那样要摔个一两次跤才能学会。

　　无论如何，只知道苦苦地寻觅方法，而不去实践，或者在实践的过程中不去进行修正，都是不明智的，最终使得患者从症状中走出来的，都是在具备了最基本的认知以后，开始不急不躁地践行，加深体会和理解，开始逐步树立信心，这个时候，就已经迈入正轨了。正如一位惊恐发作并伴有躯体症状的患者，在与我系统交流以后所总结的：

　　通过这次交流我终于彻底地明白了主要的矛盾焦点还是在我自己身上，既然我不甘心这样无所事事地混日子，不甘心把自己的才能埋没那就只有努力。那些预期焦虑就更加没有必要了，因为做都没做，焦虑就是自讨苦吃。

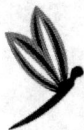

七、过程中的领悟

我将尽量遵循三段论的写作手法，从切身感受出发，把我对正确的认知、错误的思考方式、正确的思考方式的理解表达出来，这其中也有我对有关误区的解读。

阅读过程中的体会

1. 领会三段论写作手法

孔子在回答学生提出的问题之前，经常反问道："是这样的吗？""这样做对吗？"我在上课的时候也经常有这样的体会，倘若问："同学们学会了吗？"台下一片寂静。倘若给出几个观点，叫他们选择，他们就会选择。虽然有时候瞎猜，但经过对选择的讲解，最后也会知道正确的答案。

我们在阅读的时候，若领会三段论的写作手法，会加深体会。正是因为森田博士在其著作里对忽滑谷文学博士的批判，才使我真正明白了活在当下的含义。

2. 暴露自己的重要性

很多患者为自己的想法感到羞耻而不愿暴露自己，使得康复缓慢或很难从根本上得到康复。我认为如果患者不肯暴露自己，就很难做到接受症状。患者明白"知耻近乎勇"的道理，将放弃自卑而充分暴露自己，从而换来一颗"纯真的心"。

3. 理解"生的欲望"和"死的恐怖"

日本精神科专家藤田先生说过："正确解释森田神经症的特点及生的欲望和死的恐怖的矛盾能使许多患者开悟。"事实上我就是通过阅读森田博士的著作认识到了自己"生的欲望"过高，而后放弃了对耳鸣的困扰。试想一下，若不能放下过度夸大的"生的欲望"，老是担心怕死，怎么可能归顺自然呢？对过高的生的欲望放下是真正的放下，对于这点某些患者是需要认真去思考和领会的。

接受现在的你

2015 年"十一"期间，我带着 4 岁大的女儿去市中心的大洋百货购物。由于是国庆节假期，商场里面人特别多。我小心翼翼地牵着我的女儿，生怕她走丢了，我知道她平时上街的时候就喜欢东张西望，走走停停，这也是小孩的天性。可意想不到的情况还是发生了，就在我去收银台结账的大概不到 5 分钟的时间，我的女儿不见了。

我转过身来没有看到女儿的时候，一阵冷汗从我背上直接冒到头顶，几乎一刹那间脑子一片空白，我在原地愣住了。商场里打折，人山人海，我看不到她的身影，我带着焦虑万分的心情四处寻找，结果 30 分钟后，我找到了她。

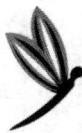

显然，我的女儿不见了我肯定焦虑，总不能叫我怀着愉悦的心情去找我的女儿吧。同时，尽管焦虑，我还得马上去找。我的这个例子说明了两点：第一点，我寻找女儿时的心情肯定是不好的，有焦虑，有惊慌失措，甚至担心女儿会不会被拐走；第二点，我得立马去找我的女儿。

在这里我想强调的是我是焦虑的。如同现在的你，有可能你现在是焦虑、恐惧、不安，被神经症折磨的。你不要把这种状态看做是可以回避的事情，因为就如同我的女儿丢了一样，你的某种诱因已经导致了神经症的发生，你就得接受这个现实。

由于我经常抽烟喝酒，工作紧张导致了我的神经性耳鸣。刚开始我是很难接受这种现实的。对于一般人来说，耳鸣就耳鸣吧，无所谓，管它呢！可我们的先天性气质决定了我们不是这种无所谓的人，否则你我都不会有神经症。世界上没有后悔药吃，除了接受我们还能怎么办呢？

从心里面去接受它，不要停留在嘴边，更不要排斥你现在的症状，否则就如同我得怀着高高兴兴的心情去找我的女儿一样，那是绝不可能的。只有接受了现在的你，才会有办法找到出路。

什么是自然

如果要展开来讲述的话，可以洋洋洒洒数万言。每个患者心中都有属于他的那个自然，比如患有慢性疾病的患者和身体健康的患者对自然的理解有可能是不一样的。但自然对于患者而言意味着什么？或者说顺其自然对于患者而言是一个什么样的总纲？这里需要作出一点解释。

患者有时候对"顺其自然""为所当为"难以理解，甚至会陷入思想的深渊，至少我可以告诉他们的是，自然绝不会是对字面上的意思进行过度地解读。老子说"道法自然"，森田博士说"平常心是道"。有了一颗平常心，就能去深刻地领悟自然的含义，对自身痛苦的执着，对思想的固着，不能接受现在的处境这肯定不是自然。自然是冬冷夏热，我的一个邻居哥哥在其神经症的时候，炎热的夏天还穿着厚厚的棉袄，神经症影响到了他对温度的感受，这肯定也不是自然。自然是需要通过体会才得以加深理解，概念上的自然未免过于抽象。对于患者而言，不去过多地考虑过去已经发生了的和未来的所担心的事情，已经是最好的自然。

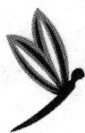

生的欲望与死的恐怖

我在患神经症的时候很怕死，因为我的身体出现了异常，耳鸣使我脑袋经常发闷、头晕。为此我吃了很多药，期望有一天我的耳鸣会好起来，奇迹会在我的身上出现。至少3位医生告诉我神经性耳鸣是很难根治的，我不相信，在网上查到德国的相关文献，结果仍然同医生告诉我的一样。

更可怕的情况出现了，有一天晚上我睡在床上，脑袋里面一阵打雷般的声音出现了。我以后很长的一段时间在晚上睡觉的时候都害怕这种情况再次出现，以至于后来，我因支气管炎住院的时候，隔壁一位患者离世了，当我看到他的亲人号啕大哭时，内心是无比恐惧的，死对我来说是一件多么可怕的事情呀。

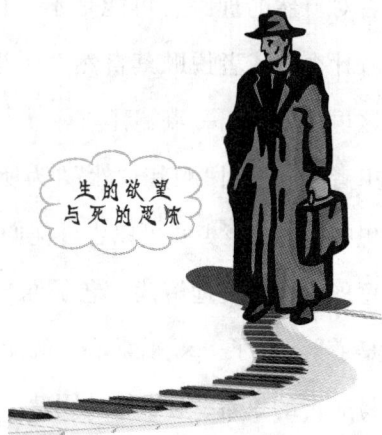

生的欲望与死的恐怖

这种对死的恐惧带来了我强烈的生的欲望。我从中医那里得知道耳鸣有可能是阴阳失调造成的。为此我着迷般地吃了近一年的中药直至筋疲力尽，结果耳鸣还是没好。我都记不清我做过多少次电测听了，最后我悲观绝望，甚至一度感到抑郁，过于强烈的生的欲望导致了我走向另外一个极端。焦虑、抑郁的情绪让我长期失眠，休息不好导致耳鸣更加严重。按照医生的话来说我"二十几岁怎么看上去像个瓷娃娃"，生的欲望和死的恐怖在我的内心产生了剧烈的冲突。

我开始在心里面一遍一遍地念着"菩提本无树，明镜亦非台，本来无一物，何处惹尘埃。"我想超脱生死，可是光念着毫无用处，就像强迫症患者想用思想去解决思想矛盾一样。我没法像出家人一样开始真正的修行，自然也就无法超脱生死。这种矛盾的心理在我心里持续了很长的时间，直到我看到了森田博士所说的"神经症由过高的欲望引起"的时候，我才明白了，我应该放下强烈的生的欲望，这种矛盾的心理才能慢慢地被化解开。

后来我明白了涅槃是什么意思。佛家把死亡称为涅槃，认为死亡的同时是生的开始，也就是说生和死是同一事物的两面，从时间来说是一个"过程"。当做过程来看待苦和乐、生和死的话，整个人生就能不断地变化，创造活力，单纯地执着于"生"或执着于"死"都不是人生的过程。

开开心心地活着当然是一件幸福的事情，对死感到恐怖也是人之常情。纠结于生死肯定是不对的。试问既然生死是同一事物的两面，就如同前胸和后背一样，你能纠结你的前胸能触摸到你的后背吗？正确的做法是对于你来说前胸和后背都一样的重要。所以既不要放大生的欲望，也不要放大对死的恐怖，正确的方法是活在当下。

关于失眠

我有过长达 3 年的失眠经历，吃安眠药从 1 粒到 2 粒最后到 3 粒，还吃了无数安神补脑的中药，结果还是睡不着。后来我看到了森田博士所说的失眠来自于对失眠的恐惧，我的睡眠就开始好转了。安眠药我们可以继续吃，但不依赖它。原来一到晚上就

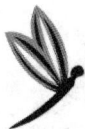

会担心自己是否能睡着，结果越是担心越是睡不着。我抱着无所谓的心情吃着安眠药，到了最后安眠药可能只是起到了安慰剂的作用，直到有一天我忘记了吃安眠药这个事情。

不要去尝试所谓的各种方法，譬如数数啦、冥想啦我都试过，如果心静不下来这些方法根本没有任何用处，此外那些江湖庸医的所谓药方都不要信。你只需弄明白你的失眠是因为情绪引起的还是身体机能引起的。若是身体机能引起的，就如同我的岳父因为治疗血吸虫导致身体机能失调，吃了 7 剂中药就好了。若是情绪引起的，按照中医所说的阴阳失调，可以吃点中药试试看，但若超过一个月还没有收到任何效果就不要再吃了。（人的新陈代谢周期一般为 28 天）。

失眠绝对不会导致死亡。每个人身上都有一个安全阀值，只要不超过这个值就不会死。如果老是说自己失眠多梦，而事实上这只是注意力固着于此罢了。我曾在央视看到过这样一则报道：有一位 40 来岁的妇女说她 20 年来几乎都没有睡着，医学专家用科学仪器监测她的睡眠，结果显示她每个小时都有几分钟的深度睡眠，没有睡着只是她的一种感觉而已。

睡不着该怎么办？只要不去担心这个事情，什么办法都可以。我的做法是打开手机上的喜马拉雅听书，设定 1 小时后自动关闭，我不知道是否听完，反正我是睡着了。有时候可能脑子里想着一些事情，听完了还是没有睡着，那就继续听。万一还没睡

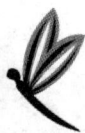

着怎么办？关掉手机，躺在床上，闭上眼睛，管它睡着睡不着，然后早上 7~8 点准时起床。我昨天晚上写作到凌晨一点，早上 5 点就睡不着了，起来接着写，白天精神照样好。人每天只需 2 个小时深度睡眠就足够了。

如果你总是说自己睡不着，尝试着用我的办法，晚上 11 点前睡，早上 8 点前按时起床。要是失眠就让它去失眠，头痛就让它去头痛，可以吃点中药甚至安定药，但要抱着无所谓的心情去吃。日常生活中该干嘛就干嘛，这可能会有一个适应的过程，只要你能坚持下来，一般 10~20 天后将酣然大睡。

纯真的心

回想一下我们的人生，我们孩童时应该是很纯真的。这一时期的我们心里没有那么多弯弯绕绕的念头，吃不到好吃的就哭，得到了好玩的玩具就笑，思想单纯，无拘无束。可是在我们长大了以后，在我们进入职场、进入社会以后，我们就失去了"纯真的心"呢？

因为我们有了思想，在乎别人对我们的评价，一些伦理道德标准让我们有时候不得不伪装起来。心里可能憎恨某个人但表面上不得不装出喜欢的样子，这也没什么，这也是纯真的心的表现，因为我们得适应这个社会。但是，若事后不能淡然，为自己的行为感到可耻，希望把不喜欢的变成喜欢的，把恶的变成善

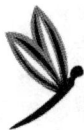

的，就不是纯真的心了。

我曾看到这样一位强迫症患者，他的学习成绩很好。有一天，他萌生了一个想法，他想把老师狠狠地打一顿，但又知道这样做不对，为此他苦恼不已。他之所以会萌生这样一个想法是因为这个老师对他要求比较严厉，批评了他。

有时候我开玩笑地对女儿说："你再闹，我就把你送到别人家去。"事实上我的女儿再怎么闹，我都不可能把她给别人的。那位强迫症患者之所以苦恼，只是因为老师批评了他，让他感到不悦，这种想法许多人都会有的，他大可不必对因产生这种想法感到烦恼。他没去打老师也是出自纯真的心，社会有它的法则，学生打老师肯定是要受到谴责的。那么，他该怎么办才不会患强迫症呢？不要否定这种念头，在实际行动中不去做就行了。

所以，你心里的想法，不论善与恶、开心或不开心，都是你内心的本来面目，不要为此感到苦恼。

无所住心

森田博士在其《神经质的实质与治疗》一书中对无所住心给出了这样的解释："所谓无所住心，是指我们的注意力并不集中指向或固着于某一点，而是全部精力不断移动，注意力指向全面分布的状态。在这种状态下，我们接触事物才能随机应变，才能立即采取最恰当的行动对它加以应对。"

我在没有阅读森田博士的著作前，经常念叨着"菩提本无树，明镜亦非台，本来无一物，何处惹尘埃。"我想做到佛家的无所住心，但是慧能大师的这句偈语我无法做到，当初甚至非常懊恼自己为什么不能做到。现在看来，神秀法师的偈语"身似菩提树，心似明镜台，时时勤拂拭，勿使惹尘埃"应该更加适合我。

真正的无所住心是很高很高的境界，如同神秀法师的偈语一样，是需要经常去拂拭的，即使我康复后也无法做到经常拂拭，那当初的口头念念自然也就没有用处了。我们应该采取类似于"拂拭"的行动，从日常生活中，从对症状的体会中去领悟。

似是，而非彻底大悟

佛家经常说"空"，韩国还以"色即是空"为名拍了几部很搞笑的电影。于是我好像看破红尘似的，对自己的仪表和家庭就不太在意了，甚至曾想过去寺庙里面住上十几天。韶关有个云门寺，我曾来过这个寺庙，出家人问我是不是居士，我说不是，他说那你至少需要一个居士引荐。由于我对当地不熟悉，所以找不到居士。其实并非找不到，而是我并没有一颗虔诚的教徒所具有的修行的心，再者我住下了我的妻儿怎么办！这类想法也许许多患者曾有过，活在自己的内心世界里。

我当时对"空"的理解是：要抱有对一切都无所谓的态度。事实上我根本做不到对一切都无所谓，这就像某些强迫症患者逼

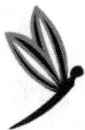

着自己不去想非要想的事情一样。这种理解当然是似是，而非彻底大悟。

可到底什么是"空"？有一天我在世纪大讲堂里听到深圳弘法寺方丈印顺大和尚作的以"我们的焦虑与希望"为主题的演讲，里面提到了他对"空"的解读，"空"可以理解为看破和放下。台下有听众向印顺大和尚提问到："如果我放下，我不去和人争，我就会得不到保障房，但是我又买不起房，那我到底是该放下了，还是不放下？"印顺大和尚回答道："放下是表示一种智慧的生活态度。"

这可能是对"空"的大悟。我想要是患者能领悟到这一点的话，那离摆脱神经症也就不远了。也许有的患者会问："什么是智慧的生活态度，什么是事物的发展规律呢？"那就是"顺其自然，为所当为。"

盲从

我在患神经症的时候犯过"盲从"的错误，对此我感受颇深。

森田博士曾是一位神经症患者，他在东京读大学的时候由于家里没有按时给他寄钱，为此他对他的父母非常不满。因为没有钱看病，于是他抱着要死给他父母看的心态拼命地学习，结果不但神经症好了，连带他的脚气病也好了。看到森田博士拼命地学习就治好了神经症，于是我也去拼命地工作、拼命地玩，结果向来不好的身体素质越来越差。后来我才意识到这种的做法是错误，森田博士的本意是对症状不管不顾，照常去工作和生活。

　　每个人的情况都有不同，倘若我的身体素质好的话，像森田博士那样去拼命，也许早就摆脱了神经症。可是我的神经症与我的身体素质有关，当然需要适当的休息。不管森田疗法多么精妙，一切还得从自身的实际情况出发，否则就是盲从。

　　森田博士在《自觉与领悟之路》一书中曾用一个患者给枯草浇水的例子来说明什么是盲从。他在每天的家庭作业里面安排患者给花草去浇水，结果那位患者看到花草都枯死了，依然还去给枯草浇水这就是典型的盲从。

　　有大疑，才有大悟。带着问题去读书，同时在实践中去不断地去修正错误的想法，否则就会陷入教条主义的深渊。

真勇与假勇

　　以我的经历来看，真正的勇敢是要接受自己。那什么是假勇呢？下面以一些例子来进行说明。

　　以我为例，起初要让自己接受耳鸣而不去想它是一件很难的事情，至今，在安静的空间里面我还会时不时地去摸一下耳朵。但是，除了接受，我找不到更好的办法了。就像有的癌症患者起初根本无法接受自己得了癌症的事实，如果他看破了生死，能体会到我们伟大的周总理在癌症晚期还坚持在人民大会堂作报告，心里还想着人民的精神，这才是真正的勇敢，他才会增强自信

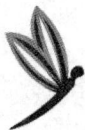

心，何况神经症根本就不是癌症。所以，森田博士说体会到别人的痛苦是治疗神经症的开始。换个角度去思考问题，带着痛苦去工作，这才是真勇。某些患者属于意志力薄弱者，我觉得这也没有关系，我本身就是意志力比较薄弱的，那我们就一步一步来，保持耐心就行。又如，我常吃的西酞普兰属于第四代抗抑郁药，在治疗惊恐障碍方面对我的适应性比较好，我也很少产生依赖性。但感到恐怖的时候虽然接受了症状，但有时候还是忍不住去吃它。这也没有关系，而且药物配合森田疗法对我这样意志力不是很坚定的人可能更适合，这也是真勇。

最怕的就是纸老虎一般地虚张声势，那就是假勇。譬如某些患者认为铤而走险的行为是勇气的表现，如不管对手与场合与人打架。日本启心诊所顾问水谷启二曾是神经症患者，在他读高中的时候，为了证明自己意志力坚强与十来个流氓打架，结果被打得鼻青眼肿，半死不活。但凡越是胆小、内中空虚的人越喜欢虚张声势。有的患者为了证明自己坚强，离家出走，结果还是落汤鸡般地回来了。还有的为了证明自己多么的不怕死，甚至站在马路中间，等着汽车为他让道。所谓的假勇就是一种虚伪的表现，并非出自自己纯真的心。

温故而知新

按照我的经历来看，想只读一遍读森田博士的书就全然领会是不可能的，而且可能会有一些错误的理解。第一遍读书还在信与不信之间。如同部分患者去看心理医生一样，有一大堆的症状，有一大堆的疑问想问医生，在急切地追寻答案的时候会认为医生并没有解决所有的问题，自己还是很痛苦，还是不知所措，或者是看到了正确的做法，但只是一闪而过并没有放在心上。比方说我第一遍就看到了《神经衰弱和强迫观念的根治法》中第三章关于失眠的论述，但只是一眼而过，没有过多在意，失眠依然继续，直到我回过头来看第三遍的时候才慢慢明白了。

温故而知新并不是要求患者一味地去看书。比如当初在恐惧来临时，我的心跳加速，手心紧张得出汗，让我怀疑我是否真的要去接受症状。十来分钟后，这种异常恐惧的感觉开始慢慢舒缓，这个时候我再去看森田博士的著作里所举的例子，再去体会他对不安常在的论述，就不知不觉地加深了印象。当恐惧再次来临时我就知道该如何应对了，因此就不怕恐惧了，再然后就对恐惧无所谓了，自然恐惧就困扰不了我了，这才是真正的温故而知新。

患者用日记记录自己患神经症时候的心路历程是个不错的选择。不时回头看看日记会让意识到自己在不知不觉地进步，保留康复过程中的日记有时候会巩固自己的康复。

药物的作用

森田博士在其《神经质的实质与治疗》一书中写到"药补虚，

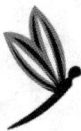

炙生热"，其意思就是药物要适可而止。

我们人体每天都产生着无数的化学反应，比如分泌唾液、肾上腺素、血清素，等等，这是一个庞大繁杂又井井有条的系统。现代医学正努力弄清楚这一系统，因此产生了各种各样的药物。患者非常希望药物能够帮助他们，他们在初期试图通过药物甚至手术来减轻身体的种种不适和思想的混沌，从而起到立竿见影的效果，这当然只是一个美好的愿景。

药物能使患者的症状减轻，比如镇静类药物会使失眠的人在初期很好地入睡，抗抑郁类药物能够减轻抑郁的症状。如果在这个时候，患者能够接受到很好的认知，能够在这个过程中自觉地归顺自然，那么药物起到的作用将是正面的，反之，药物起到的作用将是负面的，其后果就是患者究其一生都会在寻医问药中度过。

我的父亲在他十六七岁的时候也是一个神经症患者。他那时觉得肝区疼痛，失眠严重，因是农民，没有太多的钱去看病买药，我的爷爷只是带着他去省城医院检查了一下，发现肝脏没有问题，开了几瓶谷维素（一种调节植物性神经的药）就回来了。就这样过了2~3年，他自然而然地好了，几乎没有再吃药。所以当我症状很严重的时候，我的父亲表现得很淡然，他知道他的儿子不会死。他跟我说："没事的"，只是他不会像森田博士样能够清晰地讲述学说和方法罢了。

我当然觉得我有事，睡不着就会死去！于是镇静类药物从1

粒增加到 2 粒、3 粒,同时又是西酞普兰和一大堆乱七八糟的中药,我的父亲对此也没有办法。我想在当今社会,随着物质的丰富和医疗水平的提高,绝大多数患者都和我有着一样的经历,即被家人带着四处求医问药,这在某些方面反而增加了患者思想上的重量,减轻了其行动的重量。

我并不反对药物的使用,我反对的是四处求医问药。在目前的医疗水平下,几乎所有专业的精神科和心理科医生都能对神经症作出正确的诊断。只是患者需要明白的一点是,所有的药物都是一种辅助的调节作用,所有维系着人自身庞大而复杂的化学反应的平衡,只有依靠自身的调节,除非患者终生用药,而终生用药所带来的平衡肯定不及人自身调节来的那么精确,何况药物也有一定的局限性。

相对西药,中国的传统文化使患者还有可能会选择中药。我的岳父曾在治疗血吸虫病后陷入严重的神经衰弱,后来据他说是吃了 7 剂中药后得以康复。他也带我去看过中医,我对此也深信不疑。几年来,我在中药方面的花费数以万计,但身体素质并没有什么显著的提高,反而有所下降,耳鸣也未见好转。当我摆脱神经症后阅读了一些关于中药治病机理的文章,了解到:中药在提高新陈代谢的水平、改善人的身体机能方面会起到作用,比如我的岳父,他只是因为治疗血吸虫病使得他的神经功能得到了抑制,7 剂中药调节了他的机能。我的岳父之所以能够康复,在于

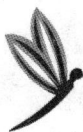

他仅有神经衰弱的症状并不能称之为神经症，他并没有因为失眠而感到焦虑，更没有陷入精神交互作用。

对于起初的亚健康状态，中医的确能起到很好的调节作用，在这一方面会优于西药。倘若是由于情绪的变化而非身体机能的衰退，中药和西药没有多大的不同，可能效果会来得更慢一些。总之，药物在患者走出困境的时候也许能拉他一把，而真正能让患者走出泥潭的，靠的是他的两只脚，一步一步地前行。

行动的力量

森田博士在其《神经质的实质与治疗》一书中写到"睡梦中的对与错，对错相加仍是错。"意思就是脱离于客观存在的主观意识，不管是对是错，其结果都是错的。

森田疗法是一种着眼于当下的疗法，不过多去探究过去在患者的心目中到底有多大的意义。患者都是意识本位，而非目的本位和行动本位，他们所有的焦点都集中于自身的状态，对工作和家庭漠不关心。当患者读了森田博士的著作，那么接下来要做的事情就是付诸行动。如果仅仅是看了，听了，明白了是那么一回

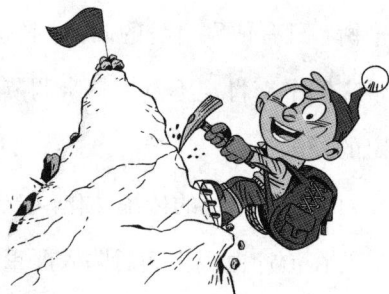

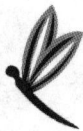

事而不去实施，那么对错相加的结果仍然是错。

对于初期的我而言，按照森田疗法，我不应该去探究耳鸣是怎么来的。我当时天真地想，如果我的耳鸣好了，神经症也就会好。可后来的经历告诉我，在我陷入精神交互作用的时候，耳鸣已经不是疾病的范畴了，它已经是一种疾病的意识了，这种意识在我的思想中不断地被提及而无限放大。因此正确的做法是意识到耳鸣是客观存在的，那么在现实行动中我应该不去在意耳鸣给我带来的困扰。同理，前面提到的那位对坐公共汽车感到恐怖的女孩，明白了这一辈子终归是要坐公共汽车的，那就勇敢地去坐公共汽车；那位怀疑自己有病的健壮的男孩，既然人生脱离不了生老病死，那就放下怀疑，停止再做任何检查。失眠的人，明白总归人是会睡着的，那就躺在床上，静静地等待着入睡。

所有神经症的症状在行动面前不过是一只纸老虎，并非真正的能让患者恐怖至极，甚至丧失性命的老虎。患者就是害怕去捅破这张纸，他们害怕背后会出来一只真正的老虎。以前种种不愉快的经历，不管这种经历是有由头的还是没有由头的，在他们内心深处都已留下了某种深刻的印象，以至于他们在后来不敢去坦然面对，从而选择了逃避，在逃避的过程中纸老虎的形象被不断地放大，仿佛变成了一只真正的老虎。当患者鼓足勇气去捅破这张纸时，他们会发现并非像他们想象的那样会让人焦虑和恐惧。

在行动的时候，患者在初期往往注意力不集中或是完不成任

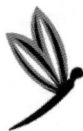

务，不用担心，这并没有任何关系，只需爽快地行动，先把自己能做的做好，任凭症状在脑海里飘来飘去。慢慢的，他的注意与意识开始发散，不再关注症状，自然而然地就转移到行动的本身上来了。渐渐的，他的注意力开始集中，能够很好地完成原来看似完不成的工作，自然而然也就恢复到了正常的状态。

真正的信仰

我曾经试图通过信奉佛教来摆脱精神上的困扰与身体上的不适。结果我失败了，因为我不是虔诚的教徒，我只是想通过信佛来减轻我的一些痛苦。可能我的神经症一旦消失，我就会把佛抛在脑后，此时佛对我来说并不是一种真正的信仰。

森田博士在《神经衰弱和强迫观念的根治法》一书中，有过这样一段记载：白隐禅师是日本非常著名的一个佛教领袖。他曾患过神经衰弱，据文献记载"心火逆上，肺金焦枯，双脚如浸冰雪中，两耳如闻山涧溪流声。肝胆常怯懦，举措多恐怖，心神困倦不宁，梦寐则梦游异境。两腋常生汗渍，两眼常带泪痕。于是乎遍求名医，虽广履明者、尽服百药，却寸效皆无。"

我的姑父在经历了多次手术后，性格非常有神经质的气质，他也长期失眠、焦虑、恐惧。有一次我姑妈说饭菜没有熟透，他听到后一下子瘫在了地上，因为他吃之前认为是熟透了的。在他50岁那年，他成为了一个虔诚的佛教信徒，每天早上6点多起来，诵经一个小时，晚上又诵经一个小时，从不间断，严守佛家戒律。我回老家后发现他睡眠出奇的好，心情比以前豁达了许多，身体似乎比之前也好了很多。这个时候，佛教对他来说就是一种真正的信仰。

记得我有一位初中同学，其在读高中的时候，因突然感冒导致心脏不适，于是惊恐万分，浑身无力，几乎被人抬着送往医院，在医院做各种检查并住院2周后他回了家，从此开始失眠，不得已他又去看医生。他跟我说医生在开了药后对他说："人家周总理每天都只睡4个小时，你年纪轻轻的，睡2个小时就足够了。"他对此深信不疑，他还说尽管他还怀疑自己有病，但是已不再过多地去担心睡眠问题了。那位医生的话给他的内心深处带来了强烈的震撼，想想周总理都这样了，那我算什么！就这样过了半年后，不知不觉中他就好了。我想"人家周总理每天都只睡4个小时，你年纪轻轻的，睡2个小时就足够了"这种榜样的认同此时已在他内心转化为一种信仰，这种信仰阻断了担心失眠、睡不着而引起的精神交互作用。前文提到的那位夏天穿棉衣的邻居哥哥，他夫人跟我说："我老公神经衰弱严重的时候身体会忽冷忽热，夏天还穿着棉袄，这样搞了好几年后就好了，后来他对我说之所以会好，是因为他相信自己不会死。"这个时候"不会死"对于他来说就是信仰。

很多患者，比如那位坐公共汽车恐怖的女孩，那位怀疑自己

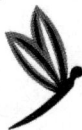

有病但身体看上去却很健壮的男孩……如果他们看到狼牙山五壮士在打光所有子弹后毅然决然跳崖的时候，他们是否会认为那是一种信仰。如果让他们站到山顶，体会狼牙山五壮士当时那种视死如归地跳下去的场景时，他们有可能意识到那是一种真正的信仰。相比坐公共汽车、怀疑自己有病，跳下去可能会更恐怖。就像我很长一段时间害怕我会从高楼上跳下去一样，那真的只是一种恐惧而已，当真有人把我拉到楼上要我跳下去的时候我是绝对不敢的。

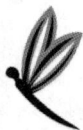

我在治疗神经症时候的信仰就是：我不想我的过去，我也不想我的未来，我就活在当下。所以，信仰对于患者来说，就是愿意将一种正确的认知，转化成实际的行动，做到这一点就足够了。

正确的理解中医

中医源于《黄帝内经》，并通过阴阳学说形成了一套治病体系。中医治病的原理不是逻辑，而是意向，中医非常注重人与自然的关系，它强调人和自然是统一协调的，人体的各个器官也是统一协调的。人之所以生病，源于平衡被打破。中医试图通过中药，也就是自然生长的植物、动物、矿石等进行适当的配伍，来帮助人体恢复平衡，从而达到治疗疾病的目的。

在中国，患者在求医的过程中多少都会去看看中医，就算非主观意愿，也肯定有周边的人跟他提及可以去试试。我的一个堂叔，他因为前列腺炎这个诱因而患上了严重的惊恐障碍。他曾告诉我："我去医院抓药的时候随身带着一张纸，写上电话号码，我怕我突然死在路上家人都不知道。"经过半年的中药治疗以后，堂叔的前列腺炎好了，他的神经症的症状也跟着消失了。我的一位邻居哥哥同样因为前列腺炎这个诱因而患上了神经症，我父亲对我描述说："他去省城医院看病的时候，不敢透露自己是医生，觉得很不好意思。"由于他是西医，他治疗前列腺炎就是吃西药。过了 2~3 个月，他的前列腺炎也好了。可见，在治疗疾病方面，如果用药正确，中药和西药并无太大的区别。

但是基于中医复杂理论而形成的治疗体系会给患者带来困惑。我曾经非常迷信中医，甚至后来我自己给自己开药方。当时我认为中医师给我开的药并不是一种很科学的很平衡的药物，反而认为自己能够更加科学更加平衡地使用中药。中医复杂的理论曾经使我一度更加迷茫。而且中成药的药品说明书会增加某些患者的欲望，比如六味地黄丸治疗头晕耳鸣，到底康复率是多少，并没有一个准确的说明。

患者到底该抱着什么样的态度来对待中医？我想强调的是，就像我前文"药物的作用"中所强调的一样，中药和西药一样只能起到辅助的作用，中药在调节人体机能方面可能优于西药。如果患者选择了中药的调节作用，那他就需要有足够的耐力，不要

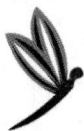

因为疗效缓慢而增加了焦虑。如果患者是个不相信中医的人，那么也没有必要听从别人的建议去选择中医。

2012年我彻底摆脱神经症的时候，我的体质并不比2008年时候的好，我怀着无比焦虑的心情吃着中药，但中药所带来的调节作用不及我在精神方面的消耗。我认同中药调节人体机能方面的疗效，所以我至今仍然选择一些药食同源的食物。相对于疗效而言，我更认同中医关于平衡的观点，我想与其吃着中药，倒不如把这种平衡的观点带到日常工作和生活中去。

逐渐恢复平衡

人类是经过亿万年的物竞天择而来的，这种进化造就了我们强大的反应能力和适应能力。换句话说，我们既要有思想，也要有行动。绝大多数的情况下我们的思想和行动是平衡的，这是因为我们都是遵照人的本能和自然规律来生活。比如看到公共汽车很挤，会蜷缩身体给自己寻找一个空间；看到天气变冷了，给自己加一件衣服避免不感冒，等等。但是在某些情况下，这种平衡将被打破。比如说我一定要考上清华大学；我不能坐公共汽车一定要开宝马；我每时每刻都要身体健康精力充沛；我要无时无刻的干净；我曾经辉煌，我要一直辉煌下去。

我把思想和行动比喻成天平的两端。如果思想在增加，行动也同样在增加的话，那他可能是一个成功的人。但受困于人的自身能力和自然规律，行动会有一个极限，而思想则可以被无限放大。神经症患者多数情况下源于欲望过高，过高的欲望使得天平开始不断地向思想一端倾斜，然后症状开始显现，起初的时候人的自我调节机能能比较容易地使自身恢复平衡：就那样吧，管它的了。立竿见影的，经这么一说，思想的重量立马就减轻了，日常的工作、生活照旧继续，焦虑或失眠在几天后也会消失得无影无踪。一旦天平倾斜的角度超过人与生俱来的自我调节能力的时候，随之而来的焦虑、失眠、惊恐、强迫观念就会让人感到痛苦，甚至严重影响人的社会功能，这就是神经症了。

如果要重新回归到平衡，就要减轻思想的重量而增加行动的重量，这是一个很浅显的道理，但在患者看来似乎是一件难以完成的事情。因为他们大多已经完全不顾及工作和生活，一心只想着自己，结果思想的重量越来越重，行动的重量越来越轻。

回归平衡是一个逐渐的过程，在这个过程中，思想比行动要容易一些，首先是放弃过高的欲望，其次是行动。天平的一端是行动，如果不行动，天平无法趋向平衡。这时的患者一般会觉得工作很吃力，但又不能放弃工作。如果实在无心工作，也不要闲下来，可选择一些自己喜欢干的事情和料理自己日常的起居生活，如洗衣做饭、打扫卫生、读书看报、下棋等。

放下过高的欲望，即意味着承认症状的存在，归顺自然，则意味着主动地服从于人生日常经历的事实，不要过多地给自己找

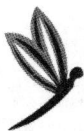

借口，比如说我睡眠不好我得 10 点才能起床，我精力不行不能工作，我前途一片黯淡我不想活了。

走上自我领悟之路

几乎每一个人在人生的某个阶段都会有神经症的症状。我的母亲曾因为焦虑而失眠大半年，我的一位好友因为甲亢也有过失眠，我的妻子因为某些方面的原因而感到失眠、头痛。但这些仅仅是症状，不能称为神经症，或者就算有，在初期她们也没有放弃正常的生活。如我的一位好友因甲亢在路上骑车晕倒，回到家中休息的时候仍然自己做饭。我的母亲在她长达半年的失眠中仍然坚持一个家庭主妇的日常工作，要不是她后来的讲述，我们都不知道她有过失眠。而我的妻子，在我纠正了她的懈怠行为之后，她洗衣做饭，送小孩上幼儿园，几天过后就不需要镇静类药物可以自然入睡了。

之所以被称为神经症，是他们因为失眠而不停地去纠结于失眠，因为惊恐而不断地去构建惊恐的画面，因为歇斯底里就毫无顾忌地去歇斯底里，因为身体上的某些不适而不断地去怀疑自己有病，等等，数不胜数。他们已然只是关注于自身的感受而脱离了与外在建立一种平衡的关系了。懈怠而不去行动，不断地求医问药，降低生活品质。这种状态如果不走出来，究其一生也不会好。一旦患者慢慢明白基于人类生存本能的正确认知，这种状态随之扭转。

接下来就是欲望。神经症的症状源于过高的欲望，这种过高的欲望所作用的焦点会随着神经症的不同时期而有所转化。比如初期我希望耳鸣不要烦扰到我，后来我希望我能安然入睡，再后来我为工作生活而苦恼。耳鸣就耳鸣吧，睡不着就睡不着，该工作就工作吧，有什么太大的关系呢！这才是对欲望正确的理解。

归顺自然。何谓自然，每天吃饭睡觉、读书写作就是自然。如果患者是上班族，每天按时上下班，尽自己的能力去做好手头的工作就是自然。如果工作有压力，那就不断去学习，努力去完成就是自然。实在能力所限，淡然笑之，接受领导的批评也是一种自然。自然不会把每个人压爆，亦不会把每个人逼上绝路。我们在这个社会上不断地获取并创造，只求一味地获取而不去创造那就不是自然。自然是思想与行动的统一，归顺自然不仅是顺其自然，而是主观上要采取更多的行动，该8点起床就8点起床，该上班就上班。

走在自我领悟的道路中，患者有个逐步与自己的情感相适应的过程，在此过程中仍然会时不时地放大欲望，本能地想与症状对抗。这都没有任何关系，因为事物的发展本身就是螺旋上升的。把正确的认知坚定成为一种信仰，"条条道路通罗马"，我们不用管它如何曲折漫长。有的患者意志力非常坚强，行动敏捷迅速，那么恭喜他，他找到了捷径；有的患者一步一个脚印，那么恭喜他，他将走向胜利；有的患者走三步退两步，但只要不是走

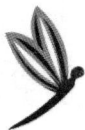

三步退三步，那么恭喜他，他依然能够到达终点；而有的患者看了有关森田疗法的著作，却依然原地不动，那也只是说明，他还没有上道。

在自我领悟的道路上，很多患者所经历的种种困扰，只不过是人生的一段插曲。而这段插曲，有可能会给他以后的人生带来无限的潜能。

八、认清焦虑

几乎所有的神经症患者都伴随着不同程度的焦虑。因此，有关焦虑的认知尤为重要。

焦虑这个词，似乎被现代人提及的次数越来越多。这也印证了一个事实，现代人感觉面临相关的"威胁"越来越大。例如，我母亲在城里我的房子住了不到一个星期就感觉呆不下去了，这是源于一天早上她去买了一次菜，结果花了50元，她心疼不已，跟我说："在城里如果没有钱怎么生活，我在农村老家菜和米都是自己种的，不要钱的。"在全

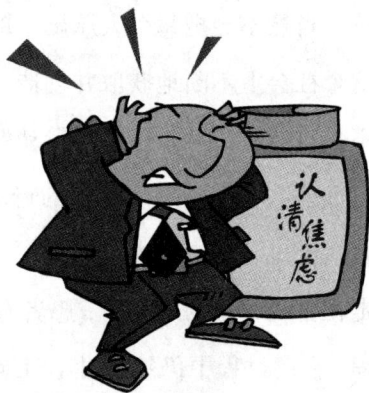

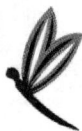

民的社会保障体系还未完全建立起来的情况下，物质越发达人们在这方面的压力越大，很难想象一个在北京月收入 1 万元以下的人这辈子如果不积极进取地提高收入如何能够买到房子，而如果买不到房子就会受到来自于社会、个人、甚至丈母娘的压力。无形之中焦虑情绪陡然上升，淡定从容自然被抛诸脑后。经济基础决定上层建筑，没有一定的物质条件，则很难实现个人的理想和抱负。人与人之间并非是冷漠的和没有同情心的，但人首先是利己的，这种利己不仅仅是要为自己未来的生活创造物质条件，还会考虑到诸多方面：赡养父母、养育子女，以及自己以后的生老病死，等等。因此，现代社会有焦虑情绪的人越来越多。

　　我曾去北京我的一位亲人那里住过一段时间，80 平方米的房子，简单的装修，居然花费几百万元，我有点嘲讽地跟我那位亲人说："我那几十万的房子比你这不知道舒服几十倍。"我在一个三线城市，房子大，空气好，早上起来能听到鸟儿的鸣叫，晚上能听到蛙声一片，我当然会觉得很舒服。我上班不用挤 1 ~ 2 个小时的地铁，自然我更加有闲情逸致。我劝她实在不行可以考虑去二线城市，结果没有想到她断然拒绝："我的工作呢！以后我小孩的教育呢！北京的文化和社会保障体系让我很难决定离开，尽管我也很想逃离拥挤。"这就是现代人理想和现实的冲突，这种冲突势必导致更多的焦虑。

　　改革开放以来，中国已越来越繁荣昌盛，我妈妈就很开心她

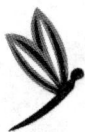

每月有 1000 元的退休金。我妈妈是一位老党员和退休妇女主任，她做梦都没有想到在 55 岁退休后能够领到退休金，她高兴都还来不及怎么会焦虑！她很知足，因为她眼中看到了太平盛世。然而，并非所有人都会像我母亲那样，我亦是如此。我患神经症时很难做到淡定从容，时不时升起一阵阵的欲望。考虑的事情实在是太多了：我还不是很有钱甚至缺钱，我小孩的教育怎么办？万一我父母老去谁去照顾……所谓饱暖思淫欲，当一个人吃饱穿暖以后，需求的层次开始上升，认为达到一个阶段的满足以后自然又会有更高阶段的需求需要满足，循环反复，追求无止境，这怎么能叫人不焦虑？

现代人更常见的还有健康焦虑。有一位由焦虑情绪发展成为焦虑症的患者，仅仅是由于鼻炎引起鼻子不舒服，于是其全部注意力就集中在"我的鼻子不舒服"的感受中了，这时候的鼻炎已经远超疾病的范畴而是一种疾病的意识了。有些慢性器质性疾病的患者会表现出抑郁，一位癌症患者的家属在网络上哭诉："我的母亲已经不会和任何人说话了。"这位母亲此时已经是抑郁症。我由于当初的神经性耳鸣导致了健康焦虑，神经性耳鸣属于疾病的范畴，而我之后所有引起的一系列的灾难化的推理导致了我的情绪失控、惊恐发作甚至一度抑郁。当我意识到与疾病范畴的神经性耳鸣相比，意识上的神经性耳鸣更让我痛苦时，我已经无法短时间凭自己的能力把自己从这种疾病的意识中拉回来了。

此外，现代人对待痛苦的耐受越来越差。一方面是由于没有了原始社会那么严酷的生存环境，另外一方面是现代人的忍耐力在不同程度上有所降低，这种忍耐力的降低也归结于人类社会的文明已经高度发达，稍微一点感冒就去医院，稍微有点不舒服就当做生死存亡的大事。现代人对痛苦的理解开始上升到更高物质层面和精神层面了。我曾开玩笑地对一位患者（当然我和他的关系已经比较融洽了）说过一句话："你要是没有饭吃你还会顾及你精神上的痛苦吗？你早就去'为所当为'了。"这种对痛苦忍耐力的降低使得人的潜能无法得到充分地释放，反而开始怀疑起人类进化到现在所拥有的与生俱来的、强大的自我调节能力了。

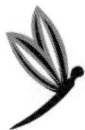

焦虑的本意

既然焦虑如此普遍，那么我们就要探讨一下。就像每个人都有七情六欲一样，焦虑只是一种情感，会伴随人的一生。这种情感是怎么来的？理论界有很多种解释，其中一种最通俗又被人所理解的是：按照达尔文进化论的观点，焦虑情绪有利于我们的生存。一个很简单的例子，谁得大病或者遇到死亡威胁的时候没有过焦虑情绪？

焦虑的本意是为了使我们更好地生存，如身体亚健康的时候，感觉很疲劳很累的时候，我们就会开始担心起来，这时候的担心是提醒你要注意身体、注意休息了。同样的，人在面临经济方面的压力时出现的焦虑，这是在提醒你要去放弃过多的欲望而更加努力地工作（激发人本能的向上欲）。

焦虑情绪与焦虑症

正常的焦虑情绪和焦虑症是有本质上的区别的。焦虑是一种常见的正常的情绪状态。焦虑症是由不当的焦虑情绪发展而来的，通过对"疑病素质"的解释就能理解。焦虑情绪没有精神上的倾向性，只是一种情绪的表达。而焦虑症则出现了明显的精神上的倾向性。焦虑情绪虽然让人觉得不舒服，但不会影响到人的认知和行为方面。焦虑症则不单纯是一种情感，会给人带来痛苦，严重影响到人的思维、感觉和行为等方面，造成心理、生理等方面的诸多不适。按同样的方式，可以解释恐惧和恐惧症、惊恐和惊恐障碍、抑郁和抑郁症的区别。当然，是否到了"症"的地步，还是需要专科医生诊断的。

不当的焦虑情绪发展到焦虑症是需要一个时间过程的，这个时间过程目前普遍认为是 6 个月，会有个体的差异。人的精神在瞬间崩溃是极少数的，如果是惊恐发作，一般这种强烈的恐惧感也会在 10~20 分钟左右才达到高峰，随后恐惧感将逐步降低。

管理焦虑情绪

在没有形成焦虑症之前的焦虑情绪应该相对而言比较好应

对，也许凭借个人的自我调整或少数几次咨询就能够解决问题，而一旦形成焦虑症，就没那么容易应对了。

在一些股票群里面，我见到了太多的股民都有焦虑的情绪。这种焦虑的情绪往往伴随着股市的一开盘就开始显现，尤其是在市场剧烈震荡的时候，心情的起伏类似于股票的 K 线图。所以有人抱怨说不再炒股了，受不了了。对于这类人群不去炒股是最好的选择，没有一定的心理素质在股市里面未必能赚到钱。所以当焦虑的情绪一旦发生而你又不会管理的时候，选择不去做影响你焦虑情绪的事情就行了，这就是取舍。

可是往往很多时候，我们身不由己。我也曾想象过要是我哪天不上班，睡觉睡到自然醒，捞钱捞到手抽筋，然后到处游玩该有多好。事实上我们有时耐着性子做的事情也许并非是我们最想做的事情，虽然还有很多理想等待实现，还有更光明的事情等待着我们去做，但我们的首要任务就是生存。这个时候管理焦虑情绪对个体而言就是一门看上去很有必要的工作了。

1. 允许焦虑的存在

很多时候是人的完美主义在作怪，似乎应该要事事顺心、天天快乐才好。即使达到了这一步，这些在别人看来无比快乐的事，也许自己可能已经体会不到快乐了。所谓的快乐，只不过是一个和痛苦对应的名词，同样的，痛苦也是如此。你若想对此逃避，追求所谓的极乐世界，那就如同整个世界只有白天没有黑夜

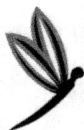

一样，这就不是一个二元的世界。允许焦虑情绪的存在就不会使自己陷入思想矛盾和精神冲突之中，就不会发展成为焦虑症。

2. 自我疏导焦虑

有的人外表看上去很坚强其实内心很脆弱，该流泪的时候不流泪，这也许是不正确的教育和社会环境所造成的，但其实是不懂得自我疏导、过分地压抑自己造成的。俗话说"病"都是憋出来的，焦虑情绪来临时适当宣泄，做一做体育运动，甚至背地里骂几句都是很不错的方式。如哪天我股票亏多了我都骂一句"去他妈的。"

3. 逐渐学会管理

可以给自己制定一套百试不爽的策略。比如以前谁惹恼了我，我很生气，对他进行攻击。事后又觉得做得不对，很愧疚，担心他会不会介意我，或是我是不是会失去这个朋友，这样就开始焦虑起来了。我该怎么办？很简单：坦诚。如实向他说明我的过失和冒昧，希望能够得到他的理解。若他能理解，当然开心；若他不能理解，那也就这样了，过一阵子再说；若是他的过错或是我不想再继续与他交往下去，那就什么也不做，把整个事情当做空气一样。

学会管理焦虑情绪的核心是学会与焦虑妥协。就像有的人大大咧咧的，似乎很少焦虑，因为他们无所谓，俗语叫"脸皮厚"。对于他们而言你说他几句他反而笑脸相迎，结果弄得你还

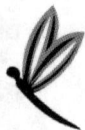

不好意思。事实上这类人的情商是很高的，这是一种非常高明的以退为进的策略，可以称之为高明的妥协。

焦虑的深层含义

网络上我和一个称得上是朋友的 QQ 群友有过一段真诚的对话。他由于书写痉挛而患强迫症，随后得过抑郁症。在他践行了森田疗法以后强迫症和抑郁症已经康复，但现在他又对目前的处境感到焦虑，受限于这是我和他之间的秘密，对话不便公开。我问了他两个问题："你认为你目前的处境给你带来的最坏的结果是什么？""你认为你目前的处境给你带来的最好的结果是什么？"对于最坏结果，他做出了解答，对于最好结果，他似乎从未想过。

这回到了我想说的焦虑的核心问题，尽管贝克在其《焦虑症与恐惧症———一种认知的观点》一书中有过详细的论述（主要认为是脆弱性，这种脆弱性来源于认为受到了潜在的威胁或恐惧）。但按照通俗的解释，对于绝大部分人来说，其核心就是"不满意"，其背后深层次的原因就是"失落"。

多数人所产生的焦虑情绪是由于不满意现在的处境，不满意现在的工作，等等，这种不满意可以是现实生活中的不满意，也可以是预期的不满意。不满意是如何产生的？因为存在比较。有比较就会有落差，你可以拿过去的你和现在的你进行对比，也可以拿别人和你对比，也可以拿生存的环境对比，总之有比较就

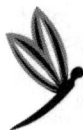

会有落差。这种深深的失落感甚至远远大于你目前所拥有的。也就是说，哪怕是这个世界上最幸福的人，他也会有焦虑的地方。

正确对待人生哲学与焦虑

摆脱焦虑的过程其实是一个同焦虑不断妥协的过程。因为存在着不满意和失落导致了焦虑的发生，那他就得去追寻到底什么是他满意的，他自身条件是否具备达到他所满意的程度。比方说一个普通工人希望有一天坐在金融街的办公室里，那是不可能的。我曾花了很长时间阅读过一些儒家、道家、佛家的书籍，有人曾开玩笑地评论"得意时儒家，失意时道家，绝望时佛家"，就是这样。应对焦虑的最好策略就是接受焦虑并去追求一种现实满足感。也就是说，多想想最好的结果，少去考虑一下最坏的结果。最终彻底让你适应焦虑的，是你的欲望已经与你自身所拥有的能力达到了一种平衡。

许多焦虑症患者喜欢去看一些哲学的东西，如佛家和道家的言论，若是真正地把它们当做提高自身修养来看的话，肯定有用。若是想把它们当做去治愈焦虑的工具，那我的回答就是：你越去追求所谓的平常心、虚无感，越会焦虑。现在你要做的，就是带着焦虑去做你的工作，认真把工作做好，包括认真照顾好你的家庭。工作充实了，发现了生活的美好，你会发现你的欲望并不是你的全部，这时人就满足了，焦虑症就没有了，以后的焦虑情绪就是常人都有的一种状态。

焦虑症的自我调节

焦虑症患者在身处症状的时候感觉往往是一团乱麻，生理和心理所带来的不适感让他们急切地想摆脱当前的困境，绝大部分的问题都集中于表面的症状而很少去顾及问题的本质以及如何寻求改变。如某些患者的问题："我腹胀该怎么办？""我难受该怎么办？""我睡眠不好该怎么办？""我这样下去是否会疯掉？"然而只要确诊为焦虑症，几乎所有由此带来的生理上的种种不适都是可逆的，一旦走出焦虑症，症状就会消失。

一个例子：

一位严重惊恐发作的患者问我："为什么其他患者的惊恐持续 10 几分钟到半个小时就会消失而我的躯体震颤却持续几个小时？"我告诉她她之所以持续震颤是由于她交感神经过度兴奋，她相信了这个解释。当我向她讲述并通俗解释导致她惊恐发作的原因是由于其自动的负性思维的时候，她开始纠正了自己的负性思维（按她的话来说就是羡慕嫉妒恨），从此她的惊恐发作得以缓解。

有一天睡觉时她从梦中惊醒，再次出现惊恐发作和躯体震颤，我和她深入交流以后发现她最初的惊恐发作来自于初中时期

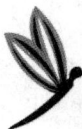

一段不堪回首的恋情：她向我述说了她在初中时有一段所有少女都会有过的"性朦胧"时代，她喜欢她们班上的一位男孩子，那位男孩子在向她赠送元旦贺卡时她恍然若失地不敢接受，此后压抑的情感突然爆发，她便对周围的同学说："我喜欢他。"结果弄得学校哗然。

她开始走下坡路，一位曾经学习成绩很好的美丽青春少女的人生伴随着惊恐发作和不断地求医问药，抗抑郁药的"五朵金花"她都吃过，她在此过程中充满后悔与纠结，因为她原本是优秀的，就是这个病害了她，她几乎不与高中同学和大学同学联系，她所有的感情维系于初中时代，以至于她跟我说出了她的有关于性的梦："王鱼儿（注：我的网名），我发现我自己的一些症结所在。就是这十年来我一直会做我跟初中时期那个喜欢我、我也喜欢他的那个男孩子在一起的梦。每次醒来都会惊出一身冷汗。可是这与现实不符，这是不是我潜意识里的思维定势？我从来没梦见过我男朋友。而且初中时代我跟喜欢的那个男孩子没说过几句话，我完全沉浸于自己想象中的他，长期形成了强迫思维跟想象，我知道这是我的弱点，因为那个男孩子只是一个象征。如果我在那个年纪遇到另一个男生也会是这样的情况。"

我回答她："也许现实生活中还未曾有过一个男人给过你满足感，所以你一直执着于初中时代的那个梦，以维系你内心世界纯真的理想般的爱情，这就是你经常做那个梦的原因。同时你又觉得已经物是人非，这一切都是虚幻的，难免害怕。你在这个男孩子身上寄寓了太多的爱，这段爱如你所说的只是一个象征，这就是理想与现实的冲突，你只有通过梦来满足自己。然而我觉得，过去的不会再回来，你的人生可以重新开始了。"

那天晚上，她的情绪整个爆发了，所有压抑的情感瞬间得到了释放，晚上 11 点，她通过 QQ 给我发来了下面一段话："其实经过你的指导我自己可以总结出来我自己的问题所在。因为 3 年前我没恋爱，所以注意力没被分散。虽然说我现在的男友没有足够的魅力吸引我或者说他不懂泡妞没搞定我，但是在现实中多多少少还是分散了点我的注意力。换句话说如果我跟那个男生在一起，时间一久，也会发现他身上我忍受不了的东西，就会一拍两散。我现在会做这样的梦就是应了那句话，得不到的东西总感觉是最好的。就像我看中了一双鞋，把它买回家，刚开始每天都擦得干干净净，时间久了，脏了也懒得擦了。所以从这个角度看，爱情婚姻是要细水长流的，我对那个男生的爱情就像一把大火一下子把我都烤焦了。因为那个年龄段的我很单纯不会像我现在这么理性，所以一头扑了进去。我想等我强大起来，有了自己的婚姻自己的孩子，根本就不会有这样的梦了。我觉得我对待这个梦的态度跟惊恐发作是一个道理，越在意它就越会误导自己，以后对待这样的梦态度是，'做了就做了呗，反正与事实不符，何必在意，醒来照样做自己该做的事。'"

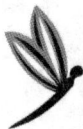

通过这个例子，我想说明的是如果焦虑症患者想开展自救的话首要的是不应去过多地关注于症状，症状仅仅是表象。针对这些表象的症状可以进行一些自我调节：

（1）在你痛苦的时候想象自己全身充满能量，想象自己是受欢迎的，想象自己可以接受一切，这就是代以积极的表象。

（2）当你为某一特殊情形感到不适时，可以将自己投射到未来，想象数月或是数年后的这一情形。这样你就可以超脱和远观目前困扰你的事件。

（3）可以使用多种视觉象征来调适原有的表象。当一名患者有被人攻击的表象时，他可以想象用盾牌的象征来保护他。或者可以幻化一个圆形图案来抵挡所有的邪恶。

（4）你应重视和接受最坏的结果。你通常不愿意考虑最坏的结果是出于这样一个信念，那就是一旦把最害怕的事情说出来，你的焦虑会增加。起初，你的焦虑也许会增加，但将最坏的结果想清楚后，你就会感觉更好。

当症状开始初步缓解以后，那么接下来患者也许会增加一些行动力，这个时候可以尝试以下几点：

（1）鼓励自己接近所害怕的事物。比如一位车祸应激焦虑障碍患者从此不敢远行，这个时候可以在重要他人的陪同下远行。

（2）减少再次确认来适应焦虑。比如健康焦虑症患者通过不断地身体检查来寻求确认没有疾病，这个时候不再进行确认的时

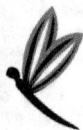

候，虽然焦虑会短暂上升，但长期来看将能够逐步适应焦虑。

（3）如果患者认识到他的回避以及保护性行为是过分地调动了防御机制，只会不断地强化他的不现实和焦虑以及恐惧的想法。这个时候，某些患者可以鼓足勇气去做到前面列举的两点。

中等强度的动机会匹配最大的效率，如果一个人对欲望的要求不是那么明显的话，现实生活和工作中的效率反而最大。一位患者在"优秀"和不"焦虑"之间宁愿选择优秀，恰恰是因为她没有明白上述两者的关系，这也就是本书一直所强调的"降低过于强烈的欲望"。最终，患者会在实践的过程中将一些印象的认知逐渐过渡到认同并内化下来，形成一种信仰。

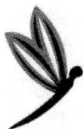

九、宗教、人生修养与信仰

与神经症有关的宗教观

中国传统文化博大精深，绝非我的水平或是只言片语能够解释得清楚，因此以下仅仅是结合与神经症有关的内容，作粗略的概述，并不能代表其全部的思想。

1. 佛学

佛学经典浩如烟海，佛学思想影响非常深远。佛学有小乘和大乘之分，小乘佛法强调自度，大乘佛法强调度人。佛强调一切众生平等，古时识字的人不多，因此佛有《阿弥陀经》来教导此类人，而目前人们的文化水平普遍提高，般若经的纲要如《心经》更加广为流传。仅仅一本《心经》，购买的人次就超过一亿。《心经》里面的"观自在菩萨，行深般若波罗蜜多时，照见五蕴皆空，度一切苦厄。""是故空中无色，无受想行识，无眼耳鼻舌身意，无色声香味触法，无眼界，乃至无意识界。无无明，亦无无明尽，乃至无老死，亦无老死尽。无苦集灭道，无智亦无得……"我仅仅从世俗的角度谈谈个人对上述文字的理解："空"是指事物是在不断地运动和变化的；"无"可以理解为放下。另外，佛家是通过"布施、持戒、忍辱、精进、禅定"的五度修行之后来达到六度的般若智慧。

2. 道学

道家崇尚自然，主张清静无为，反对斗争；提倡道法自然，无所不容，自然无为，与自然和谐相处。

道家代表的是一种境界，其"居柔，守弱，不争，无为"是表示一种中庸和平衡的观点。

3. 儒学

新儒家主要的思想是"为天地立心，为生民立命，为往圣继绝学，为现世开太平"，其强调的是做。

森田疗法的宗教观

下面摘录了几篇森田博士与患者的对话，可以看出森田博士对于宗教的旨向。

1. 平常心不是造出来的

太原(患者):

我患有猝倒恐惧症。实际上我 10 多年来一直在坐禅,已做完 100 多个公案。禅曰:"平常心是道"。我在坐禅时也能以平常心对待,可是当坐在电车里就好像要倒下去,就无法保持平常心。不知怎样才行?

森田博士:

虽说我不太了解禅,但还是认为你说的有点不对。死很可怕,肚子饿时肯定很悲惨。而你坐在电车里是担心会不会倒下来而感到害怕,那难道不是平常心吗?

总之,平常心不是造出来的,是原来就有的东西。如果可怕的话,就顺应自然地让它去可怕好了。那难道不是平常心吗?

经常说"同化",但同化着的状态就是平常心。对面的墙壁上挂着一幅挂轴,上面写着你所说的"平常心",其笔画很有趣。如果是正在学写字的孩子,马上会被其变体所吸引,会随着其笔画的走势扭着身子来看这几个字,那便是被同化的姿势。但是为神经症所烦恼的人会想"我对此一点都不感兴趣,自己可能是缺乏艺术心呀",那是因为他把自己和对象分开来观察的原因。边想着自己的事,边来看,所以不能同化。不论写得怎样都感觉不到,也就是说自我批判太强了。现在,盯着那个字的时候,忘掉

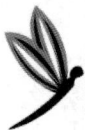

自己，与字同化，或者只想着自己的事情的时候，与自己本身同化。不管哪一种都行，只要有同化，就不会有比较，所以也就没有迷茫了。

2. 君子重义，小人逐利

中岛(患者)：

先生的《神经衰弱和强迫观念的根治法》这本著作，好像在治疗神经症的症状的同时也制造了神经症的症状。我在书中看到鼻尖恐怖的病例后，在一个星期都一直注意着自己的鼻尖，弄得很困惑。

我向来厌恶扫除，因为不太打扫宿舍，遭到旁人指责。住在先生的医院后，病房即使乱七八糟，也不感到脏。有时虽感觉脏，主动打扫认为不合算，不愿意动手。对环境脏无动于衷，是变态吗？还是低能？感到悲观。先生曾经说过注意手脏是一种变态。

森田博士：

我的书，在治疗神经症的同时，也制造了疾病。这种说法相当于说，它既是治病的良药，也是害人的毒品。

下面对中岛君所说的"不感到脏"的问题，稍微作点解释。痛啦、冷啦这类感觉都是基本相通的。可是脏啦、恐怖啦这类较为高级的情感，普通人都能够清楚地感觉到，然而白痴就是不知道粪便的脏。对于清洁、规律、优美、庄严这类感觉，人类的感

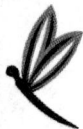

受性越磨炼越发达。

中岛君是东京大学的毕业生，总不会是白痴和低能吧？照理来说，脏的东西当然感觉到脏；但某些特殊的情况，不以为脏的也有，像在贫民窟长大的和习惯了不干净的人，也会对脏视而不见，嗅臭不闻，但中岛君应该不是这种情况吧。

人类富有智慧，知道脏会带来不卫生，有时甚至会去打扫眼睛看不见的床下。有时客厅尚未整理却来了客人，作为一种礼节性的寒暄，会说："弄得乱七八糟"等等。人类依靠智慧能够把感觉扩展到感觉不到的地方，也会为了面子而作掩饰。

而中岛君即使肮脏也不感觉，厌恶扫除这种表现正好与此相反。他认为："男的是干大事情的，不应该在乎环境这类小事。扫除是女人们的事，有大志者应以扫天下为己任。"虽然可能主观上没有这样的意识，但这种心情会引起思想上的矛盾，会逐步丧失人情味。我年轻时，争强好胜，勉强地喝上酒，渐渐习以为常，一度嗜酒为乐。孔子说："君子重义，小人逐利。"

中岛君应该属于"小人逐利"吧！

3. 达到自由在在的境地

香取（患者）：

曾听过小原先生关于修养的话，感到非常有趣。也就是说"做个傻瓜"。听说他给一个女生写道"做个傻瓜"。第二个人请求挥毫赐墨，还是写了同样的字。第三个人说不管怎么样，请认

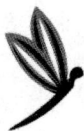

真地写一下，于是他写了"做个大傻瓜"。

我们都有上进心，都有安全欲，被人当做傻瓜很难堪。就像马拉松赛一样，虽然心情非常焦急，低头猛冲，但最终瘫痪在地，被后来者超越。对于这种求全欲的坚强，就我来说，用"做个傻瓜"来归戒是非常有益的。

森田博士：

真是非常有趣。这使我回想起我在十一二岁的时候，家里有一个非常有意思的木匠。有时，他会指着什么东西说："我想把这个教给你，你懂吗？"一旦我说："不懂"，他就说："不懂的话，教了也白教"。于是我好奇心所驱，很想知道是怎么一回事，便说："那么，懂了"，木匠也会说："既然懂了，就用不着教了"。我至今还清楚地记得我当时极其渴望打听的心情。不知道那时，木匠究竟是何种意思。但到今天来想一想，他说得极其有意义，涉及到教育上不得不去考虑的问题。

像香取君一样积累了各种各样经验、有丰富体验的人是会理解"做一个傻瓜"是什么意思。但是对于那些没有生活体验的人，不管怎么说也是不会理解的。尤其是患者，被"做一个傻瓜"搞糊涂，反而会陷入迷惑之中。"做一个傻瓜""生死由天"这些格言，的确是很好地表现了内心体验的本质。与此同时，运用那些语言来进行多种多样人生观的讨论，应该说在知识面上很有意思，但一步走错，也会变成思想的游戏，陷入"野狐禅"，逐渐脱离实际，进入犹豫不决的世界。

"不足才是知足""心灵的贫乏就是幸福"之类的话也是如此。把它当做体验上的启发来领会的话，自然不错。但如果完全按照这句话的字面意思来做，便是我说的"思想矛盾"，会导致与目的相反的结果。所谓做个傻瓜，如真像个傻瓜似的，装出一副超然的样子，结果就会是自作聪明。所以我教人时从不这么说，只是教他们原封不动地正视事实。

我从小开始，总受母亲教诲的是"看看可怜人，看看低处"。即教导我不要有过高的要求。在对自己的现状不满时，总要看看比自己低的人的境遇。这样一来，就会意识到自己的境遇要好得多。

"自己很不幸，劣等""人生不可解，这个世界充满了痛苦"，等等都是相对的、比较性的语言。不幸是相对于幸福而言的，不可解是相对于悟解而言的。所以如果看一看那些没有像自己那样优裕的人们，就不会光说自己的不幸了。

另外，想做一个出色的人，只要好好看看出色的朋友、先辈就行。想做一个有钱的人，只要留心大富豪、大家的做法就行。仅和劣等者、不良分子交往，便是不想做出色的人。如果总是与那些人交往下去，虽然会让自己的优越感简单地得到满足，但也失去了向上、进步的机会。

所以，我不说"做一个傻瓜"，取而代之的是"如果想做一个

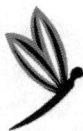

出色的人，就要向出色的人看齐"。那样一来，自然而然就会感到自己像个傻瓜而变得谦虚，同时会努力改变现状。

但是，患者因性格乖戾，故而并非那么简单。他们虽然充满了想做一个大人物的欲望，但并不会真正地向大人物看齐，一边斜瞪着眼睛看人，一边为劣等感折磨，并为去掉其劣等感而烦恼不已。他们试图竭力抵抗自然的人情特征，结果导致其出现了强迫观念。当然，指导神经症患者确有难处，但正像大家所知，通过体验疗法使其逐渐正视现实，神经症患者是可以治愈的。

我在年轻时，对怎样才能达到那种"做一个傻瓜""别怕死"的心境（**注：我当初患神经症时何尝不是这样，基本没有用处**），即能够得到所谓的悟心而经历了多少折腾、迷茫、不足挂齿的烦恼和痛苦。现在回想起过去那种无益的苦劳，这让我决定绝不教导后辈做那些无益之事。那些什么也不看，什么也不做，仅是像空中楼阁一样，探索着种种心境的行为，这原本就是不可能治愈好神经症的。

比如，我身高1.77米(5尺3寸)，对此，"更矮一点，做个小个子"，这并非如想像的那样所能办到的。但是与高大的人并肩走路，就显得矮小；与矮的人相比，就显得高大。所谓的所有一切都是相对的，便是此种意思。根据比较对象，或者根据时间、场合，可以自由自在地"变高"或"变矮"。这就是我说的"事实惟真"中的自由自在。

　　所以我不说抽象的东西，只教如何实行，只教"尝试一下，对其作探讨"。比如，以看木匠做活为例，看木匠师傅做活时很简单、很自在，好像自己也会，可实际上当我去帮忙试一下就发现其是非常难的，才知道自己很笨拙。于是仔细地注意木匠的做法。啊！原来是这么做的呀。于是更加下工夫去尝试。这一次稍稍有了点进步，木匠活变得有趣了……在这种场合下，人们的想法是会因时间、场合不同而有所不同的，但无论怎样都行。有人也会认为自己如果想做的话，不会做不来木匠活，但也许会说自己做不来木匠活也没关系，因为自己想做的是学者。总之，要铭记在心的是：在现实世界里若不认真观察自己眼前的事物，就不会有哪怕一丁点儿的进步与发展。

　　《心经》若是展开来解释，恐怕 100 万字也不够。神经症患者仅仅读懂并践行《心经》的第一句话，就不会是神经症。但常人都很难读懂，何况某些患者的思维还处于碎片化的阶段。顺其自然，应该是"空"与"无"所表达的意思，为所当为，则是相对于患者而言的修行。

　　我听说过某位强迫症非常严重的患者通过森田疗法顿悟"无为"。我真的无法解释这是森田疗法的力量还是宗教的力量，亦或是这位患者内心的一刹那。邓公 88 岁高龄时仍然心系国家，再次南巡，很大程度上奠定了中国的繁荣与富强。这是邓公站在他的层面上的为所当为，而患者做好自己的工作，不轻言放弃，

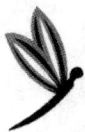

已经是最好的为所当为了。

森田博士对于宗教语言和一些禅机解释得比较具体和相对通俗，如《心经》里面的"无有恐怖，究竟涅槃"，森田疗法里面对应的是"生的欲望与死的恐怖"。森田博士在著作里面通过三段论的写作手法，从患者症状的认知层面予以解释，容易帮助患者理解并找到认同。

森田疗法与人生修养

人的修养会随着对欲望的理解而逐步提高，随着逐渐做到知行合一而落到实处。患者在践行"顺其自然，为所当为"的同时人生修养也会不断提高。

1. 宽容

神经症患者只要做到接受症状，就已经开始尝试学会宽容。

2. 降低欲望

真正的烦恼和痛苦是欲望。患者要学会容忍不完美。

3. 不再纠缠

睡梦中的对与错，对错相加仍是错，迷茫中的是与非，是非相加仍是非。患者不应再去纠缠一些琐事。

所谓的只是针对症状本身来提高人生修养某种程度来说并不能说是。如某位患者所说的"我已经破解强迫症啦，我已经看空啦"，却见他每天在论坛里鬼哭狼嚎，影响他人，这只是一种虚张声势。真正的人生修养伴随着康复而不断地在提高，会让人对人生有所期待。如同《罗辑思维》一期节目所表述的一样"喝点鸡汤，来点正能量，就能成功？扯淡，成功是需要付出代价的。"成功康复的患者能够暂时地忍受所谓的痛苦，能够做到直面症状，这就是他所付出的代价。成功康复的患者不再过多地关注自身，如某位患者在康复过程中对森田疗法的理解是："我觉得森田疗法追求的就是一种接受、宽容、共存！"

宗教与信仰

宗教的存在一部分是为了解决人的困惑，给人的心灵以寄托，甚至指导人的行为准则，比如佛家强调的平常心、慈悲心，道家强调的中庸、虚无。西方一些不怀好意的国家经常攻击中国的政治制度会崩塌，但实际上他们的预言都是失败的，因为流传至今的儒家思想已经与当今中国的宪政治理有机结合起来了。

如果一个人从小开始就接受正确的宗教观，有利于其人生的思想达到平衡。比方说如果我从小开始接触佛家，耳濡目染地接受佛家平常心的思想，那么在我极度焦虑的时候，我可能依然不会放弃抱有平常心，或者根本不会达到极度焦虑的状态。但是，往往我们有种临时抱佛脚的心态，有困扰时找佛，没有困扰时就把佛丢在一边。如果对于有焦虑情绪的人来说，这可以算是一种选择。其实还有一种更好的选择就是多想想好的方面，少去想想

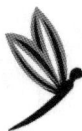

坏的方面，乐观心态的人在哪里都比悲观心态的人受欢迎。

森田博士的著作里面融入了大量的儒家、佛家和道家的思想，表述得通俗易懂。在患者处于极度焦虑不安、痛苦的情感时，如果要求患者达到宗教所提出的思想境界，无异于痴人说梦。森田博士在其书里面以三段论的写作手法，通过"再教育"的原则让患者理解什么是痛苦，什么是自然，这正是我看他的书受到的益处。很多人试图从宗教的角度去理解森田疗法，事实上并不是明智的做法，正确的做法是要从儒家的思想方面去强调为所当为。

撇开一切心理学的理论和知识，如果常人能够树立起正确的人生信仰，那么就不会患神经症。欲望（内在的和外在的）在信仰面前不过是一张白纸而非美元，否则不会有狼牙山五壮士跳悬崖，不会有周总理身患癌症仍然去人民大会堂作报告。信仰一脚把欲望踩在脚下，就像某些患者所说的"我有一段时间都忙得不记得我还有神经症了"，这时候他的信仰就是凭自己的劳动创造属于自己的美好生活。

然而现实生活中，有信仰的人毕竟不多，这类患者如冈本常男在其以后的人生中都爆发出了无限的潜能。由适应到治疗，才是患者正确的选择。帮助患者适应，或者患者自己去适应是需要一个时间过程的。很多患者在这个过程中由于没有接受到正确的帮助，或是自己没有正确地认知和理解，而不断地徘徊。真正坚持下来的，而且是用正确的方法坚持下来的患者，都将会走向康复的，那时再回过头来看看宗教与信仰，已然全部明白。

十、康复

　　森田博士曾经创办形外会，也就是后来的生活发现会，要求患者一起来共同探讨，分享感悟，相互鼓励与支持。认知疗法的十项原则中的其中一项是"治疗是治疗师和患者的共同努力。"治疗师鼓励"三个臭皮匠，胜过诸葛亮"的态度来处理个人困难，这与生活发现会如出一辙。一个患者成功的康复，除了自身的努力以外，往往还有社会环境、家庭因素、心理咨询等的合力。

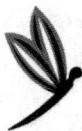

延伸阅读

心理咨询

　　神经症患者不是精神病患者，他们并没有丧失掉理性，只是由于过往的一些经历或当下面临的一些困境使得他们退行到某一"固着点"。他们与生俱来的一些气质或是后天形成的性格阻碍了他们能够很快地以常人的思考方式去看待问题。而这个时候，心理咨询可能会给这类患者提供帮助。

　　一般而言患者认为自己无法疏导的时候需要进行心理咨询。但起初很多人会在这个问题上纠结，如对心理咨询师的不信任，或者想忍一忍，看能不能扛过去，或者对治愈本身不抱希望，或者出于经济方面的原因而放弃了。一些经历过失败的心理咨询的患者之后就不想再进行下去了，大部分原因患者是对初次咨询的要求太高，咨询师没有对病情进行详细说明，或是患者需要解决的问题太多而没有一次性获得解决，或是患者本身就是不信任地在听。

　　与我交流的一些患者，很少有仅通过一两次交流就能够使得他们异常的心理症状得以缓解或消失的。起初他们对心理咨询寄予厚望，一旦他们认为没有获益、没有缓解症状都倾向于选择中止。如同我们因为某一生理疾病而去医院，起初医生所做的必要工作是诊断而并非开出药方，心理问题上的诊断又往往比生理上的疾病更为隐匿，源于很多患者起初并不是很愿意暴露自己。因此，哪怕是注重于当下的森田疗法，先前在实施的过程中也是"问题的理解和目标的设定。"心理咨询在起初一两次交流时是希望尽可能多地了解患者的心理。任何神经症患者都有可能走向通往康复的终点。我打个不恰当的比喻，在这个过程中接受心理医生或自己信赖的咨询师的咨询，需要付出费用，这就好比叫了个专车，可以缩短治愈的时间与过程。也可以去加入网络上一些学者和咨询师收费比较低廉的QQ群，这就好比坐上了一辆公共汽车，虽然挤一点但比走路快一点。也可以完全走自己的路，加入一个自己信赖的免费的 QQ 群，指明自己前进的方向就行，一样也能达到终点。但现实情况往往与人的愿望差距较大，从患者的心理角度来看，怀疑、不确定占据了他们心理的很大一部分，很多患者在这条免费的路上徘徊并纠结。我在网络上看到许多患者也许是免费的信息听多了，听厌了，或者形成了依赖，或者觉得说来说去也没有用。

关于咨询的作用我依然打个不恰当的比方，所有的道理都已经摆在书面上了，就像我的小孩有时候不吃饭，我跟她说要吃饭，这是道理。但她不听，她就是不吃，我跟她说："你不吃饭就没有力气哦，就长不大哦，不行你和我扳手腕试试看，你赢了我，就可以不吃。"她当然高兴和我扳手腕，因为赢了就达到了她的目的，事实上她赢不了，其结果是信服地开始吃饭。当然，她下一次也许还会不吃饭，也不想扳手腕了，那就用别的方法对付她。咨询的过程其实是帮助患者正确地对待症状，理解痛苦，让他们逐步地建立信心并开始采取行动。很多患者也并非不愿意接受咨询，可能这类患者对咨询的要求太高，尤其是前期的几次咨询，患者依然沉浸于自身痛苦的感受，在没有获得良好的体验之前是半信半疑的。一个成功的咨询是需要咨询师和患者的共同努力的，如果患者完全把自己的命运交给心理医生或咨询师，其康复率将会很低。

在矫正患者功能不良的信念时往往存在着"教师的悖论"，

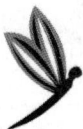

当一位患者病态的核心信念是如此的根深蒂固，他往往会排斥一些所能够接触到的矫正信息，如同南希所说"短程的心理咨询（分析）应尽量绕开患者的防御机制"。这事实上是心理医生或咨询师面临的一个难题——并非所有的"学生"都是听话的。而这时，咨询师需要以更大的耐心或者患者采取更为合作的态度一起去解决问题。忍耐力强和领悟力较强的患者，可以选择通过阅读，同时结合少数几次咨询就可以康复。在这个过程中患者可以适当掌握一些方法，如写日记记录自己的日常困惑，做得好的地方加以鼓励，不好的地方想办法持续改进，这样做的话也许康复过程将更快。

社会环境

目前的社会环境对患者往往不够宽容，比如我的一位邻居哥哥神经症的时候夏天还穿着棉袄，别人就误认为其是疯子；比如我的一位强迫症同学比较敏感和自卑，周围的人似乎对他的关注很少。患者不是弱者，但起初可能需要一点关注来融化其内心所谓的凄凉。这种关注不是出自于对患者的症状，更不能出于对症状的认同。更多的时候是以周边人的实际行动去影响和感化他，鼓励他一起去生活来分散其注意力。

生活发现会

生活发现会是由曾经接受过森田疗法，通过自己的实践而克服了苦恼的人们，以及想要努力克服这一烦恼的人们组成的团体，也就是靠自己的努力去解决自身问题的自助团体。

生活发现会能给当事人带来的好处很多，比如：

（1）患者在外面听到别人讲"你气量太过狭小了、为什么会留意那种事呢?"等传言时，就一直觉得只有自己才苦恼。但是自参加生活发现会后却发现苦恼的人不止是自己，还有很多人忍受着同样的苦恼。这就能使自己宽心了。

（2）就因为大家的感受差不多，所以互相之间不仅能舒畅地表达自己的心情，还能彼此充分接纳和理解对方。在具有相同经历的伙伴之间，可以互相打听别人的苦恼而不必担心被人瞧不起，而变得躲躲藏藏。

（3）在这种场合里还能得到各种各样有益于自己的信息，相同的忠告要是出自曾经亲身体验过有同样苦恼人的嘴里，就显得更具体、更具说服力，还能了解到他们是通过怎样的实践方法才克服了症状的。出席会议还能听到曾经因苦恼而死死挣扎的人是如何通过各种各样的行动实践，使得症状得到好转的实例，这有利于树立与会者对这一疗法的信赖感。

（4）处于苦恼中的人虽然不能客观审视自己，但能仔细审视别人。他们通过目睹其他与会者的苦恼，能够认清自己所处的困境，并通过与众多处于相同苦恼中的与会者交流，了解各种各样的苦恼和逐步认清自己所存在的问题。

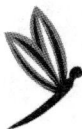

（5）生活发现会的另一个作用，就是由好转的患者分担各色各样的任务，在实践中培养他们眼光向外行动本位的生活方式。特别当自己的忠告给其他处于苦恼中的与会者时，能够再次加深自己的认识并强化已有的认识。

由此可以肯定，患者参加集体讨论会治疗是很有意义的。

提请注意的是，对集体活动有抵触情绪的人，首先应结交他们的知情人，并要求知情人带他一起来参加会议；有时还碰到开始阶段因焦虑太过强烈，造成对参加会议热情不高的人，或者担心别人的症状感染自己而不敢来参加会议的人，这时要给他们留有缓冲余地，开始阶段可以先要求他们义务参加 3 次左右的会议，利用一段时间努力搞好与他们的关系。

家庭的作用

先从一位患者的母亲对我的哭诉开始说起。这位母亲的小孩 16 岁，由于看到恐怖场面引起惊恐发作，此后睡眠差，消瘦，对学业打不起精神。在母亲错误的引导下不愿意接受当地医院的心理咨询，于是母亲开始上网打算通过自学森田疗法寻求帮助，把森田语录打印出来给其小孩看，结果引来更加剧烈的反抗，开始跟母亲作对，沉迷于游戏。

我从这位母亲口中大概了解了小孩的成长经历，胆小是属于这个小孩的先天性气质，而这位母亲平时比较严格又导致小孩性

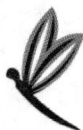

格过度温顺，这种温顺并非完全出自小孩的内心。母亲和其孩子在未患上惊恐发作之前就没有建立起良好的沟通渠道，同时这位母亲在小孩出现心理问题时患了两个错误：第一，在小孩排斥医院后不应该再去医院，而应该选择青少年情感咨询机构；第二，打印森田语录给小孩看是错误的做法，小孩根本不能理解那么抽象的内容或者做不到的。

　　一些患者病情加重都与错误的教育、错误的家庭环境存在有很大的关系。我患神经症的时候回想过我小的时候，那时候我的父亲在我面前高高在上，一心望子成龙，对我完成任务的目标要求太高。比如我爸有一次考验我要我去收账，我那时 11 岁，人家肯定不给我，结果我回来就哭了，而我爸不仅没有安慰我反而觉得我没有做好。这就给我幼小的心灵留下了创伤，也使得我做事追求完美，出现问题不知道妥协，且极度敏感。我在网络上听到很多患者抱怨家长和其成长的环境。父母是最了解孩子的先天性性格的，有些孩子生来就胆小、懦弱，可能很难改变，但多疑、自私、追求完美主义等这类气质可以通过后天教育得以改变。患者在患神经症的时候，心灵往往敏感而脆弱，如果家长和其建立了良好的沟通关系的话，是非常利于其康复的，反之则不然。例如，有一位患者，他当初面对强迫症的时候感觉到很痛苦和无助，其家长认为他是出于懒惰就没有及时干预，结果现在已经是重度强迫了。病态的感受持续时间越长，纠正起来越麻烦的。

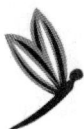

上述那位母亲跟我诉说之后，我跟她提了两点建议：（1）你自己先去接受青少年情感专家的咨询，等你小孩有可能再次发作时配合医生，你现在已经显得比较焦虑，卖房子给小孩治病这种想法本身就是错误的；（2）你在小孩面前不要再提任何关于森田语录之类的，道理都一样，但从你口中说出的和从咨询师口中说出的将完全不一样，你现在是说教，适得其反。

很多时候，"是药三分毒"这句话误导了很多中国人。极度焦虑和中重度抑郁的患者应首选药物治疗，只要是合理用药而不是滥用，药物所带来的正面作用远大于其负面作用，一些患者包括当初的我对吃药都有一种恐惧的心理，这与小时候母亲跟我说的这句话不无关系。事实证明，药物在我身上起到了良好的作用，关键时候拉了我一把。从我对患者用药情况的了解来看，一般正规医院的专科医生用药是相当有经验的。

家庭还可以起到预防疾病的发生或复发的作用，而且并不一定是针对神经症的预防。人在其一生当中都会面临许多挫折，在现代快节奏的社会和浮躁的心态下，很少有人能够做到淡定从容。在孩子的教育问题上，往往是木桶效应，就算孩子不是最优秀的，但如果没有短板，就能够在这个社会很好地生存下去，有一个健全的人格，这才是最重要的。

家庭应采取的措施

我在患有神经症的时候，有时候难免过度悲观，我的妻子跟我说的那句话"要是你死了的话，你要拉着我和你一起去死。"让我以后尽管浮现出死的念头，但绝不付诸行动。万一我死了她怎么办？相反，我的岳母和我的母亲不让我做任何事情，最终让我变得无比地懈怠。

首先，家庭成员应该在精神层面上把患者当做一个正常的人来看待。如果患者不是在身体异常虚弱的情况下，家庭要做的就是不能让其任意地懈怠，该让他做什么就让他做什么，可以持续地监督。如我的父亲在我待在家的那段日子里，每天8点钟准时叫我起床。家庭成员实在没有办法逃避患者的抱怨时可以听他说怎么样的乏力、头痛、失眠等等，但不要姑息，可以安排他做日常所能做的一些事情。如果他说没精力洗碗，那么好，先洗完自己的那只碗。如果他说没有精力打扫卫生，那么好，先叠好自己的被子。继而洗自己的衣服、安排一些其他轻微的劳动，等等。而后可以发展到洗两只碗，叠两床被子，扫地、做饭，进而可以安排他做更多的事情，外出买菜，读书写作，引导他做自己爱好的事情，最终鼓励他走向工作。

其次，尽量避免不必要的同情与说教。患者跟家庭成员说他的感受的时候，家庭成员不能过多流露出同情，任何如"好好休息""不要想太多""睡不着就多睡会"的话尽量不要说。同情会给他带来一定的负面作用，会使得他认为他的痛苦是客观存在的。至于说教，患者一般是听不进去的，基本不会把家庭成员的

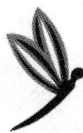

话当回事，反而有些话会起到负面的效果。比方说"你不要去想头痛""你不要去想失眠""你应该努力"，很多时候，家庭成员越是提醒他不想，他越会去想。

只要确诊为神经症，家庭成员不应助长患者的某些行为，比如心悸不安、头痛……就马上拉着去看医生。记得有一天晚上我感到异常恐惧，我要求母亲能否在我房里坐上一晚。我母亲说："明天我还有事，你自己睡吧。"那天晚上，我怀着无比惊恐到了天明，中间居然还睡着会。通过那天之后，我虽然时不时的还是感觉到有些恐惧，但似乎是减轻了，因为那天并没有什么太严重的状况发生。如果我母亲同情我，反而会使得我以后不知道如何面对惊恐不安。

家庭成员可以有意识地告诉他正确的认知。比方说"头痛就让它头痛，失眠就失眠，你依然可以健康地活着。""你可以去感受你的种种不适，但不要和它们对抗，没关系，我们都和你在一起。"如果他有很强的疑病心理，家庭成员应肯定地告诉他："你不会死。"

家庭成员起到的作用有时候能胜过医生，在正确的认知上有三点概念可以向患者反复地提及：降低过高的欲望，承认症状的存在，自然而然地生活。

我会好吗

我会好吗？这是网络上大多数患者问我的第一个问题。一

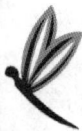

位因为焦虑而失眠的患者在住了6次院后，在群里抱怨自己不会好了。我尝试着让他接受自己，出去工作，结果他很生气地对我说："你别忽悠我了。"我回答道："我没有忽悠你，倘若下次再住院时记得去问你的医生看是不是这样的。"

我会好吗？这是一个伪命题。诸如神经症这类的都不属于精神疾病，现代医学更多的是用"障碍"这个词来表述。很多时候患者都知道只是由于自己的认知出现了偏差，或是读过森田博士的书稿就知道这是由于精神上的倾向性过度严重。正如某位强迫症患者所描述的那样："我觉得我的思维是圆的，不停地针对一个问题打转转，而正常人的思维是直线的(注：应该是波浪形，正常人的情绪和思维也有起伏)。"真是天才般地解释了精神交互作用，这种意识的固着会导致患者极力地想去摆脱，结果越挣扎精神交互作用越严重，数次之后，个人内心深处仅剩的一点信心受到了打击，于是开始怀疑自己会不会好了。

有的患者看到身边的患友康复了，也会说："他们和我不一样，我比他们严重"。有的患者，有一点胡思乱想就开始怀疑自己会不会是强迫思维了，有一点朦胧感和妄想就怀疑自己是不是精神分裂了，更有甚者，仅仅是一点焦虑情绪就开始怀疑自己是不是焦虑症了。还有的患者，一听到某某症的治愈率只有60%，那就开始把自己归结到不能治愈的那40%里面了，却不管那种治愈率只是一定时间周期内的统计数据而已。一波未平，一波又

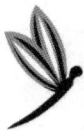

起，最后认为自己确实没有办法了，于是沉浸在自己已是一个病号的感受当中。

还能问出"我会不会好"的患者，至少还没有沉沦下去。很明显患者在面对症状时表现出自信心不足，也正是由于不足的自信心导致了他们在面对困难和挫折时的神经症。自信心的建立需要患者某些时候鼓起勇气去获得良好的体验，比如恐惧症患者他必须去直面一次恐惧的感受，事后若能接触到一些认知，或是完全凭自己意识到，然后就知道其实那没什么，自然信心就开始一点一点地恢复了。很多时候，患者往往不愿意迈开这一步，而在不停地纠结自己会不会好，这无异于给自己画地为牢。

神经症的另外一个特点是会反复，在反复的过程中，患者的心理又会产生冲突，习惯会不自觉地将他们引入到抵抗和排斥自己的情绪中去，发动一场自己很难打赢的战争。这时患者往往倾向于一劳永逸地解决自己的问题，部分患者想着哪怕动个手术，哪怕把自己变成痴呆，也至少不会比现在这样反复地煎熬更痛苦。于是，思维的圆圈又开始封闭，前期的努力对于他而言意味着泡汤，他认为自己还是不会好。

对于一些极少数强迫行为非常严重的患者而言，其康复的难度确实是比较大。但对于绝大多数患者，我的回答是："当然会好，不要怀疑，所谓的沉沦也只是暂时现象。"就像人一生之中不知道要经历多少次感冒一样，来了就来了，难受一下也就过去

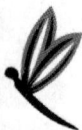

了。同样的，症状来临了，就让它来临就好了，焦虑和恐惧的情绪也会过去。顺应情感的自然规律，把症状当做自己身体的一部分，不去过多关注，你就会好。

康复的标准

与我交流的一位艾滋病恐惧症患者在"会不会好"这个问题上不断纠结。我与他进行了以下的对话：

> 我："你认为好的标准是什么？"
>
> 他："以后不再恐惧了。"
>
> 我："我有时候脑子里面也会出现恐惧死亡的念头，我是恐惧症吗？"
>
> 他："不是。"
>
> 我："那你为什么认为康复的标准就是以后不再恐惧了？"
>
> 他：（沉默）

很多时候，患者人为地给自己制定了极为苛刻的康复标准，诸如以后不能有任何焦虑的情绪，不再感觉到恐惧，不再出现失眠，不再出现强迫思维……这些患者经历了太多自认为痛苦的经历，导致出现了"一朝被蛇咬，十年怕井绳"的心理。症状一来临就惊慌失措，以至于他们不想也不敢让症状再次出现，寄希望于维持一种世外桃源般理想的内心世界，这依然是完美主义的欲望在作怪。

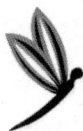

康复的标准很简单，不再影响到社会功能，从此以后可以照常地生活，照常地上下班，同时不再感觉到过分的痛苦和厌恶症状。比如对待身心疲劳后出现的失眠，常人就认为失眠一下就失眠一下好了，有什么大不了的。如果患者对待失眠就像常人对待失眠一样，就可以了，所以康复并不是说症状不会再次出现，而是出现了以后已经懂得了如何去适应和应对，这个时候看"顺其自然，为所当为"的表述是多么的高明。

十一、案例

案例1　我用森田疗法与一位对声音恐惧的患者通讯交流的实例

这是一位对声音恐惧的患者，她在3年前被医生诊断为焦虑症。在她写日记之前，我们在QQ上已经有过沟通，对于一些概念性的认知她有所了解。事实上，通过她的日记可以明显感觉到她的认知在不断加深，行动力在逐渐增加，症状也在减轻，这是一个很自然的过程。

2016.2.2

今天是进入强迫思维的第5天，早上一早醒来就想到我的症状，心情低落，但是强打精神让自己起来做事。我看了一下手

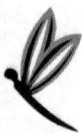

机，时间显示为 8：30，正是做事情的时间了。

　　由于症状的存在，我心理极度恐慌，但是在这样恐慌的情况下我还是洗了衣服，吃了早饭，并在转移注意力的情况下，把家里的地也拖了。在拖地的前段时间我仍然带着对声音的恐惧与对症状的思考拖地，在后半段，有点累了，恐惧感有所降低。

　　老公醒来了，我带着对他声音的恐惧与他说话，实际上我就是害怕他的咳嗽声音与打喷嚏的声音。但是他刚刚的咳嗽声，并没有引起我的不适，于是我的心逐渐地放开。今天阳光很好，走在阳台上，我想到带着必死的心去承担这一切，吓一跳就吓一跳，人会死吗？心情有所变化，并努力地去做事。

　　为了让自己多学一点心理学，今天准备去做一场心理咨询，即使价格有点贵，但是只有经历过了，才知道这样的学习对自己是否有用，并准备好下一场的打仗！

　　明天去外地做面试的准备，希望能够成功！这是我的第一仗！如果还是遇到了困难，我也要把心放开，努力地去做兼职的工作，注意力的转移对自己还是有帮助的。

　　回复：恩，记得很清楚是第 5 天，一起床就是想到症状而不是洗脸刷牙，强打精神做事虽然说明你目前还是被动的接受，但已经很不错了。对恐惧的观察、体验不错。打仗？言过其实了，努力就行。

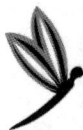

2016. 2. 3

我昨天在医生那做了心理咨询，然后带着暗示自己增强信心的信念回来。在公交车上，感觉对原来症状的恐惧好一点了，这时我又开始联想。在公交车上听到杂音，我突然想我会不会又对原来的杂音开始恐怖，这么一想，心里又不好受了。这时，原来对喷嚏声的恐怖心理有所降低。下了公交车，因为对人说话的杂音的恐怖我原来经历过，但是随着时间的流逝，这种恐惧的症状开始消退，心理还是稍稍地有点自我安慰。

今天早上一醒来，又在想这个事，想到我会不会带着对第二种声音的恐慌症状生活呀，我马上惊恐起来了。焦虑产生，感觉好像真的是这么回事。同时我想到如果对第二种声音的恐怖程度没有这么强的话，也许比原来要好，带着自我安慰，我又昏昏地睡去。到了九点半，我醒来，又带着一种害怕第二种声音症状的恐惧心理忐忑不安，因为我明天还要面试，是非常重要的面试，如果我有两种症状怎么办？我感觉我真的心都要跳出来了，一点胃口也没有，吃了点早饭，并想着要写症状日记，注意力开始转移，稍稍好点，我该怎么办？感觉真的会有第二种症状产生。

回复：所以你昨天认为是打仗自然会紧张。转移注意力或积极的心理暗示短时间内有用，但更多的时候是画饼充饥。感觉真的会有第二种症状产生就让它去产生好了。你的言语中依然有对抗的意思在里面。不问症状我解释为放弃与症状的对抗。忍受痛苦，我理解为带着症状去做日常该做的事情。惊恐不安的时候就让它惊恐不安，如同时间流过一样。

2016.2.4

下午要坐大巴到嘉兴，在杭州的大街上走着没有感觉，在等车也没有太多的感觉，但是对人说话的杂音仍然非常敏感。在候车室，坐在我对面的一个人大声地对着电话说话，声音很响，我突然有种心悸的感觉，好害怕的感觉，我抬起头看了他好几眼，他没有反应。后来我实在听不下去了，心跳越来越厉害，我就走出去离他远了点，心理舒服多了。

到点上了大巴，仍然没有脱离心跳的感觉，在车上仍然害怕杂音，后来带着恐惧，我听起了音乐，心理放松一点了。车行到半路，大巴司机按了喇叭声音，很响，突然我感觉我对汽车喇叭声音又起了反应，这一天又要变出多少个症状呀？我心情低沉，原来对这些都是不敏感的，怎么又开始反应了呢？如此多变，是我没有吃帕罗西汀的缘故吗？

到了嘉兴，住酒店，结果酒店是个四面临马路的酒店。我的房间也是能听到汽车的喇叭声音，可能刚才对这个汽车声音有神经过敏了，我突然接受不了这样的房间，便提出换房，换成了一间没有窗户的房间，心里安静多了。

敏感还是敏感，我的神经系统一天都在敏感着，并不断地在强迫思维，一个换到另一个思维，好累！这是病情加重了吗？还

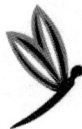

是什么？我怀疑着……

回复：心悸不安，当初我神经症的时候经常有，但我选择的方法是不逃避，不去安慰自己，不去转移注意力，不管不顾，仍然做我该做的事情，这种感觉很快就会消失。所以你目前要做的仍然是去适应。人的自身调节能力能让你紧张的神经慢慢舒缓，你现在的神经敏感了一点，这种敏感变成不敏感需要一个时间过程，直到有一天你的注意力不再刻意地关注这块，它就会慢慢消除。如同我无时无刻存在的耳鸣，我不去关注它，它自然烦扰不到我。

2016.2.5

今天一早顶着对汽车声音的恐惧感，到佳源集团去面试，阳光很好，但是心情还是有些低沉，到了公司，心稍微平静些，和3个老总见了面，由于精神的高度集中，谈吐还算流畅，思维还算清晰，整个流程还算顺畅，听人力资源部说今天就我一个人复试。

面试结束，又重新走回酒店，路上也顶着对声音的恐怖，我知道症状又泛化了。回到酒店大堂，没有外界的接触，心静了下来。整理了行李，叫了快车到嘉兴南站回杭州。在车上听着音乐，掩盖了嘈杂的声音。到了婆家，感觉无所事事，又想到了对喷嚏声音的敏感，又开始紧张。后来家里人少了些，心平复了一些，帮女儿洗了澡，洗了衣服。现在我发现，家里的人越少我越是心安，特别是我一个人的时候，没有太多的强迫思维，因为没

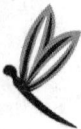

有任何东西可以影响我，人特别放松。

　　今天吃了帕罗西汀，没有吃文拉法辛，其实当时我在吃文拉法辛的时候，也有思维强迫，害怕声音，但是因为当时有药吃着，有着心理安慰，当时也是过了一段时间后，症状也就慢慢消失了，可是这次为何这么严重呢？联想的东西怎么这么多呢？一联想就会症状泛化，会惧怕更多的东西。其实我害怕的就是那种突然响起来的声音，又响又尖，这种思维总是抹不下去。现在把找工作当成了我减轻强迫思维的一根救命稻草，转移注意力。婆婆又给了我压力，说要落实工作，减轻病症，而且她的声音又很响，我听得心惊肉跳。

　　晚上坐公交回家，走在大街上，仍有一些或近或远的汽车喇叭声音，即使没有吓一跳，仍是敏感。坐在公交车上，状态稍好一点，公交司机按了喇叭，同样的状态，没有被吓，但还是敏感着。今天的状态不太好，我该如何做下去？为何我老是联想呢？一联想就又联想到我自己假想的东西上去了，然后又是害怕……

　　回复：你今天的状态已经很好啦。请回想一下什么是过高的欲望。把找工作，转移注意力当成救命稻草？实在是不妥。当你联想的时候你随它去，然后做你该做的事情，如同你所说的高度紧张面对应试时不会想到惊恐一样。但人不可能每时每刻都是高度紧张的，人的思维活动都是有其目的性的，如同我安静的时候听歌，看电视，我关注的是听歌和电视，而不是自身。但惊恐

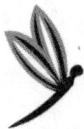

会伴随着你，当你惊恐时只有放弃和这种惊恐的感觉对抗，去观察它，甚至把它当成自己的朋友，它自然会离你远去。越是害怕，越是走向反面。（该患者用的"泛化"二字，可见她不知道在多少个 QQ 群里面听了多少专业术语，但是她行动的勇气是值得赞赏的。）

2016.2.6

今天是我的生日，一个不平静的生日……

今天早上一起来就听到鸟儿的欢叫声音，一睁开眼睛最不好的就是会强迫思维，然后又联想到外面的声音了，即使外界很轻的汽车声音或是其他的声音，也联想上去了，心里一顿地难受。不对，不能这样躺在床上胡思乱想，我立马起床了，然后吃了点早饭。

今天是吃帕罗西汀的第二天，我的联想加重会不会是吃药的副作用呢？

因为是我的生日，所以中午到婆家吃面，听到厨房的劈里啪啦的声音，突然又开始联想并对家里的声音感到恐怖了，这是怎么回事呢？原来都没有这样的感觉，我尽量与家人聊天转移自己的注意力，这样就不会去关注症状，就会减少自己的恐惧，并带着症状帮家人拖地。

准备去父母家，坐在车上要好长时间，原来坐在封闭的车厢对杂吵的声音没有感觉，而且非常地享受，但是今天却是异常的烦躁，两个字：敏感。于是我开始与同座说话，思维转移到与对方的说话内容上去，心情稍微好一点了，原来恐怖的感觉没有这么重了。现在所关注的声音越来越多，越来越敏感，就是害怕没有准备的声音。到了父母家，也是和父母聊天，谈到了我的病，谈到了如何去克服，带着难受仍说着话。我心里还是默默地想着森田博士所说的：顺其自然，为所当为。

为何我老是联想到这么多的声音呢？是我的神经病变得太严重了吗？这几天真是很痛苦，恨不得敲开自己的脑袋把那根叫做敏感的东西拔出来！妈妈也和我说很多东西要靠自己，不能全靠药物，我给她看了我的病历与我的药，到底是母亲，母爱在任何时刻都不会减少，母亲开始看森田的书。

回复：你所说的转移注意力里面似乎包含了潜在的对抗，并不是真正地带着症状去做事情。越是作茧自缚，越是会感觉到症状越明显。当你站在自己角度考虑问题的时候，尝试考虑一下别人，这是我曾多次提醒你的地方。你目前的心情和对痛苦的感觉还未完全适应，焦虑急躁是没有用的，不闻不问最好，目前阶段你得去尝试做到。

2016.2.7

昨天是除夕夜，所以就没有写日记了。现在凭着记忆回忆：

早上到同学家去玩，和最好的同学聊天，注意力有所转移，下午到了另一个同学家，走在大路上，带着对车子声音的恐惧，到了

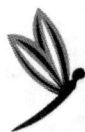

同学家。在同学家里聊到了很多，我发现这个病最大的问题就是对做很多事都失去了兴趣，失去了人生的目标，并且会泛化。

到了晚上，和家人一起看春晚，因为注意力在看春晚与上网，所以相对状态要好一些。晚上 11 点睡觉，睡到 12 点多被鞭炮声音吵醒，然后心里一阵的恐惧，带着对这种声音的恐惧，就再也睡不着了。到了今天，脑子昏沉，早上情绪很差，妈妈做开导我的工作。起床后，去街上买了点东西，但是走在大街上仍然害怕着。原有的症状在淡化，新的症状为何越来越强？

下午休息了一会，人清醒了一些，同学来约我聊天，我们走到幽静的江边，没有车子，一个半小时的聊天，可能非常安静，所以原有的对车子声音恐惧一些症状暂时缓解。然后又到了另一个同学家，因为她刚从上海回来明天马上就要回，所以匆匆到她家里见了面，在她家里，症状有所缓解。期间，想到我又要害怕车子的噪声，又开始焦虑。到了家，开始写强迫日记。

现在我想不通的问题是：(1)如果我哪天对汽车声音不恐惧了，是不是只是对这种声音暂时的淡化？其实对这种声音还是恐惧的，只是暂时缓解了。(2)我就是害怕突然响起来的声音，这是预期焦虑吗？现在我对这个有些害怕，我该怎么心理暗示？

回复：想不通的问题多了。你是预期焦虑，只是你现在是字面上的一个理解过程。每个人都有恐惧的时候，如同看到有人去世，就担心自己哪一天也会死，这种担心是很正常的，但过一会担心就会忘记。同样，有可能当初你被声音吓着，如果当初你选择很快遗忘，就不会对声音出现恐惧。只是你现在执着于它，想尽办法，适得其反，只会更加焦虑。

2016.2.10

时间过得非常快，我在强迫中度日已经是年初三。

昨天是实践的重要的一天，现在我的敏感对象又变了，强迫的声音是大街上的汽车声音。我对强迫这个东西感到好玩的是，它是一个古怪而调皮的孩子，一个不注意它又跳到其他相关强迫事物的关联上去了，就好比我现在强迫的都是声音，所以所有与声音相关事物的声音，我都可能强迫到害怕。有可能是家里的声音，有可能是人的声音，有可能是汽车声音……举不胜举，其他东西倒是不强迫。我是强迫症吗？还是焦虑症？

今天白天带着对汽车的关注上街，走在相对安静的小巷心里平静了很多，走在街上对汽车声音恐惧念头仍是挥之不去，但是没有关系，我仍是硬着头皮走在大街上，享受森田疗法的精髓，为所当为……情绪相对前几天平静了许多，就让它存在我的身体之内，唉，何时可以结束对声音的关注呢，即使我强迫其他东西也好呀！我反而更能战胜！

回复：我曾提醒过你不是强迫症。期待更好的，生活也就是这样。"强迫其他东西也好呀！我反而更能战胜！"这仅仅是一个美好的愿望。（大家可以看出她已经在用"好玩的东西来表述症

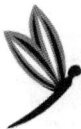

状了"，相比之前的日记，已经有了很大的进步。)

2016.2.20

好久没有写日记了，因为在成都同学家里玩，所以拖了这么长时间。后天就要回杭州，赶在走之间写下这几天的感受。

带着放松的情绪到同学成都的家，一路上心情开始愉悦，也帮他们开了车，在旅途中，放松了自己，但是对汽车的声音仍然敏感(还是无奈)，但是对它的胆怯不像最初，总归是要面对，还是带着对它的恐惧走路吧。

在同学家的几天，奇怪的是我竟然又开始失眠，原因就在于我同学老公有气管炎，每天咳嗽得厉害，包括晚上，我晚上听到这个声音就开始敏感他的声音，最终导致失眠。第一天到第三天都带着美好的心态不担心，因为我早上起来即使一晚上没睡着，但是因为好心情，人的精神仍然不错。但是第四天开始，失眠状态又开始侵犯我的神志，早上起来头昏昏的。于是开始焦虑，但是不像最初状态的焦虑。

这段时间的症状还是原来的症状，能做到还是按我的步伐前进吧，面对声音症状引起的失眠，你有什么好办法吗？

回复：其实我是要恭喜你的。你说的"我对它的胆怯不像当初"，"于是开始焦虑，但不像最初状态的焦虑"。至少你自己在和我的沟通中已经在不断总结和积累经验。你现在处于症状的反复期，这个阶段会遇到一些挫折，当然要按照原来的步伐前进。另外，你并没有失眠，去看看《关于失眠》的那篇文章。

2016.3.11

快半个月一直没能写日记，因为我一直在实践，希望有不一样的感觉的时候，把它记录下来。到了今天，觉得是应该写它了。

可以说工作是接纳我症状的很好的一个寄托，因为有时在工作的时候，在某些时刻是不会想起它的，这个时候人是放松的。来了新单位没有几天，感觉单位的同事都不错，我喜欢这样的工作氛围。下班后独自一人，同事们都回家了，在办公室里呆了一个小时，因为有网络可以与家里人视频（前几天寝室里已经装上网络）。身在异乡，还是有些不适应与对家人的思念。

每天清晨，带着对汽车声音的记忆，我坚持着上路，因为我还是在探索这个记忆是否随着时间的流逝在消逝，这一次的记忆比原来任何时候都深刻，以前根本不关注这样的症状，反而好得快，现在我只能慢慢地体会，慢慢地实践。这一个星期，似乎胆子大了一些，不像原来那么心惊胆战了，不知道这是因为慢慢地在适应呢还是神经功能恢复了一些？听了你的话，关闭了群友QQ的聊天，因为我也感觉多听无益，还是应该把自己当成一张白纸慢慢地去描绘它。

回复：（在这之前的 7 天，也就是 3 月 6 号。她和我有过一次长达 60 分钟的电话沟通。她几乎是哭着跟我说的，这是症状

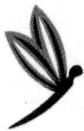

积累到一定程度的时候必要的情感宣泄。我打消了她迫切想要知道答案的念头，不要从主观上、从书本上去问为什么，而应该是从实际的生活中慢慢地去摸索答案。我鼓励她去工作，当她给我发来这样一份邮件的时候，我感到很高兴。)

其实你说的"知道这是因为慢慢地在适应呢还是神经功能恢复了一些?"其实是一回事，因为你不再太刻意地去在乎声音和对声音的这种感受了。工作帮助你分散了注意力，而你实实在在地不再刻意地去体验让你胆子变大了些。当我收到你这封邮件的时候，我给你打电话过去，你跟我说你不会失眠了，因为你觉得一天睡几个小时就可以了，对睡眠本身抱着无所谓的态度当然不会失眠。你说了工作上的一些感受，如对待同事不那么苛刻啦，感觉自己的欲望在降低啊，这些都很好。我让你不要去关注别人在聊天室里面的聊天和要你把自己当做一张白纸的意思是你听得太多太乱了，反而不好。你的言语之中依然有着一丝丝的焦虑与不安，这都是很正常的。接着做下去吧，后面的过程也许你还会经历反复，但我想你已经知道如何面对了。

2016.3.22

一个星期下来忙于工作，不再关注那个群①，虽然不是太忙，但是至少减少了部分的症状，不再时刻关注自己的症状了。所以

_____

① 编者注：该患者在网络上加入了太多有关神经症方面的 QQ 群。

心情一般，没有太高兴，也没有太难过，因为意识到我目前还没有到生不如死的感觉。心情保持平静，是因为症状没有泛化。原来的症状还在继续，只是心情不再激动，有时想带着对汽车声音的害怕那又如何，在家里一个人，没有人来打扰我还能继续生活。但是这个美梦没有多久……

今天早上醒来，在寝室听到汽车的声音（即使很轻），突然安全感消失了，原来我在家也不安全了，这时我注意到我症状泛化开始了，心情开始变差，心跳加快，又开始焦虑。我知道这种症状的反复又开始了，即使知道是它又来了，但是保持心情的平静非常难以做到，上班的时候减轻了，但是到了下班回到寝室，又想起了，这种不安感又来了，于是心情低落下来。一个月下来，也感悟到了症状时刻都在，你不关注，它就减轻，你关注了，它就加重，我已经真正懂得了这个道理。但是当新一轮的困难又来的时候心情又会反复无常了，新的症状也是疑病素质的存在才产生的，我们神经症患者就是这么奇怪，为何总是去关注一些不必要的关注呢！乱了头绪，该怎么做？

回复：你仍处在一个适应的过程中，所以反复是很正常的。在反复过程中应对的策略是去感受你的焦虑，感受你的紧张，如你所说的而不是试图保持心情平静，慢慢的焦虑紧张的心情就会舒缓。心里的念头就是："你来吧，你把我怎么样就怎么样吧，我还是做我的事。"比如你在睡觉时你继续睡觉，你在工作时就

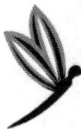

继续工作。只有这样，不要逃避，因为以前它没把你怎么样，现在和以后也不会把你怎么样。

同时，她与我有以下一段对话：

她：上了 6 天班才休息 1 天。

我：恩，很充实啊。

她：单位的同事都很好，老总也很好。

她：只是压力也比较大。我原来也有这样的经历，过一段时间没关注，就减轻了。

我：不要说原来，整个过程我都了解。存在比较就会有落差，就会焦虑。

她：现在除了汽车声音还在继续，我认为其他都是可以慢慢改善的。走在路上就是关注了，加重，不关注了，就会减轻。生活在继续，只是还能活(作者注：症状来临时候出现的悲观情绪，患者都会有过)。这样一天一天过去了，至少不是抑郁症。

我：可以理解你现在的心情，过去的不会再回来。就像我，曾经那么痛苦的感觉现在来看只是所谓的痛苦。

她：这段时间既没有关注那个群，也没有看书，一个人简单地生活，陪伴着的是工作中的同事与下班后视频聊天的好朋友。有时与好朋友聊天也是一种享受。

我：很好，建议你以后不要再过多地去关注。我原来神经症的过程中很少看书，只是在我困惑的时候看看书，当你出现困惑

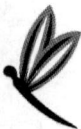

的时候如果你认为有帮助就可去看看。

她：其实我是懒了，没去看书，哪怕有时比较焦虑的时候，因为感觉就算是看了，也只是这样去做而已（作者注：非常正确）。

她：生活还在继续，认命吧（作者注：依然是悲观论调），当做是自己人生中的一个必经之路。

我：如果这是你内心深处最真诚的话，你离康复就不远了。

她：前段时间，我老公的奶奶过世了，生命不就是如此，接下来我们的父母也老了（作者注：悲观论调）。

我：恩。能回答我什么是欲望吗？

她：欲望是一种对美好东西的渴望。

我：关于欲望我跟你说过什么吗？

她：降低欲望，容忍不完美。

我：你想起以前不焦虑的时候是不是在勾起你的欲望？

她：不焦虑的时候勾起我的欲望？是没有病的时候吗？（作者注：神经症其实根本就不是病）

我：是的，你拿自己跟以前比较，你前面说了的。

她：是的，和正常的时候比较。

我：所以，等你会管理自己的欲望了，你就明白什么是舍取。人生就达到了一种平衡，就不会再次出现神经症了。

她：欲望是有很多，对自己身体的关注也是欲望的一种？这

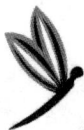

是很正常的欲望呀，并不是对金钱名利的欲望。

我：欲望主要有两种，内在的和外在的。金钱名利算外在的，生死算内在的。既不放大生的欲望也不降低死的恐怖，不去关注生死，这只是人的生命的一个时间过程。神经症患者普遍是追求自身的完美，追求一种安全感。似乎没有病痛，没有困扰，最后由于对某一诱因的极度敏感，念念不忘，不就是你的状态吗？真正地放弃对抗并开始逐步接纳的时候，你敏感的神经就会逐步舒缓，如同你说的越是关注症状越明显。

她：可是我接纳但是还是有新的泛化，老是敏感，是性格还是我的神经紊乱？

我：接着放弃，你让它来，随它去。你依然是你。

她：那我们神经症是神经紊乱导致的吧。

我：又来了，哪里听来的一些乱七八糟的话。你把我跟你讲的话用你的理解跟我讲述一遍，然后告诉我你打算怎么做？

她：顺其自然。

我：你认为怎么做才能达到顺其自然？你真正做到顺其自然了吗？

她：真正达到顺其自然是一个艰难的过程，唯一的途径就是放低自己的欲望。

我：唯一的途径就是先接受症状。你说具体点，你接下来打算怎么做？

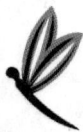

她：该来的来，不对抗，不排斥。

我：再次出现焦虑、紧张、恐惧的时候你打算如何应对？

她：原来怎么样就怎么样。

我：很好。豁出去了，无所谓了，你认为哪个理解好一点？

她：你说的这个好理解，就这样吧，认命啊。（作者注：真的认命也不错，但我看来这里依然是悲观的论调。）

我：然后对待工作你怎么看？

她：工作继续，降低欲望。该做的做，与原来没症状的时候一样。

我：恩，很好。

她：我现在有一种体会，就是我现在工作的时候没有原来那么认真了。

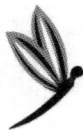

我：现阶段尽力就好，不去管结果。

她：不知道是因为原来没有症状的时候这样，还是因为现在症状比较重，失去了对工作的兴趣。

我：这又会回到以前，我们的谈话将从头开始。明白了吗？

她：好吧，你也早点休息吧。

我：我知道有些地方道理明白了，但并没有真正地懂，你能做到多少算多少。好好回顾一下对话，希望你能把其中你认为最能做到的一点坚定成为一种信仰。

她：好的。

2016 年 4 月 7 日，她给我发来了最后一份邮件。

距离上次和你的沟通已经很久了，这段时间一直忙于工作的事情，所以很长时间没有记录我的过程。在这个过程中我仍然没有关注那个群友的 QQ 与讲座，因为一是没有时间，二是群友说来说去也是这么几句，兴趣度在降低。

有点峰回路转的是对汽车声音的关注度没有那么高了，敏感度在降低，我想应该是注意力的转移以及自己"心瘾"的降低，对自身完美度的降低。期间有反复，敏感度会突然增加，但是带着顺其自然，过了几天，敏感度又在降低。我想这就是森田疗法吧？我觉得森田疗法追求的就是一种接受、宽容、共存！我在慢慢地体会。

因为一个星期回家一次，现在还在纠结的只是老公的咳嗽声音，说不出原因的纠结，但是面对过去，心里坦然了不少。离真正地走出症状还有很长的一段路要走，如果对这样的惊恐障碍能挺过去，天下还有什么不能过去的呢？我所取得的进步与你前期的心灵沟通是分不开的，旅途路上（我把心理的障碍已经美化成了我的旅途）有一个人的陪伴，也是一种慰藉、一种寄托呀。

回复：恭喜你，真心不错。每一位神经症患者从"心瘾"里面走出来，其身心还有一个逐步适应的过程。在这个过程中，你已经伴随着你的症状在不断成长。也许有机会你还会跟我有最后一次沟通，也许会没有，这都不重要，你已经不知不觉地走向康

复了。以后你的恐惧和焦虑，都会是正常人所拥有的一种情绪。

2016年5月19日我对她进行了第一次回访，她已经很好地适应了症状，并已经停药，工作生活正常，开始准备怀孕。

2016年6月19日我对她进行了第二次回访，按照神经症的诊断标准她已经康复了，目前她处于一种康复后身心适应的阶段，稍微有一些焦虑情绪。

2016.6.27，由于她的怀孕等一些变故导致她的症状出现了一点反复，于是给我发来了一份邮件：

今天又是一周的开始，离上次的森田日记已经好久了，新的一天开始，走在森田的道路上，非常清楚症状的反复性，从昨天开始就又出现在我的生命旅程中。这一次是一次较大的反复，因为有了很大的诱因，较大的反复的应对真的好难。

昨天一个人在家，刚开始还好，一个人看看网络电视，但是由于孤独感太强，不由自主地又开始暗自神伤我肚子里小宝宝的逝去，总有那么一点的不甘心与失落，无所事事。突然听到外面的嘈杂声音与汽车声音，不知怎么回事，突然又一阵的恐怖，我这又是要开始对声音恐怖了吗？这个念头又像死神一样开始围绕着我。不过由于一个人在家，没有其他声音的干扰，恐怖感相对好一点。

夜幕降临，随着老公、婆婆、女儿的回家，这种说话声音的恐怖感又油然而声，我非常害怕婆婆的大嗓门，由于我老公说话

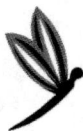

是个闷葫芦，我婆婆经常突然很大声地对他说话，所以我非常反感这种说话的声音，经常会把人吓一跳。我一边对她照顾我充满感谢心态，又一边又对她的说话恐怖声音烦躁，心里那个纠结和矛盾呀，但是我还是带着这种感觉在做事，就是抹不去害怕那种突然响起来的声音。

9点后上床睡觉，前期看了下手机综艺节目，昏昏沉沉地将睡去，等真正要入睡的时候，突然又听到隔壁房间老公的咳嗽声音，这段时间他的咳嗽声音越来越厉害，他自己也不懂得保养，所以一直没有好转。我听得越来越紧张，我潜意识知道这是又一次症状的来临，不知道怎么回事，本来昏昏欲睡的脑子变得非常清晰，睡不着了。我的天，好久没有这样了，越来越害怕咳嗽声音的突然响起！心底里面一直有个声音对我说：随它去吧，紧张就紧张吧，但是没有起效，就这样，昏昏沉沉地到了清晨。

我现在纠结的是，难道我症状的减轻一定要靠工作来减轻吗？从实践得出，工作起的作用还不小，如果我闲在家，这种陈旧的症状就会不断来侵袭吗？我的天，为何声音对我的影响有这么大？症结到底在哪里？特别是看到了群里有人看了9年的森田书，原来好了很多，现在又丧失信心了。

回复：你不要去管别人是否持续了9年，至少当初我是在1年多的时间里就知道如何适应和应对了。症状的反复再正常不过了，尤其是在你悲伤的时候，一种习惯性的思维将你导入到症

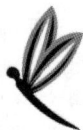

状里面的时候你难免会惊慌失措。你以前所做的工作,是分散了你的注意力,但似乎你把"工作、分散注意力"当成了唯一途径。在这个过程中你还没有彻底地接受症状,也就是接受万一你遇到声音的情境(甚至各种各样的情境)你都能够做到顺其自然,所以你还需要去适应。

你可以把你自己和你的恐惧思想进行分离,就像是它干它的,你干你的,不要去逃避。所以,纠正你的负面自动思维是需要过程的,某些方面你是在积累,但更重要的是去落实。你需要的是强化容忍自己的不完美,降低欲望,接受症状,同时强化你以往正确的体验。

在我看来,你已经脱离了药物,能够适应生活和工作,没有过分地感受到痛苦,已经不能用焦虑症来表述了,所以你不要再认为自己还是患者,不要企图用自己的思想去往理论靠,就像你希望水往高处流一样。

2016.7.15 她与我做了一次会谈,具体内容以她的笔记呈现。

7.15 日我与王鱼儿做了交流,现在把笔记整理了一下,然后谈下应用得如何。

这次交流的主要内容前面两点略过,最主要的是:如何应对焦虑情绪。(1)明白犯的错误:以前我都是把工作分散注意力当成摆脱对声音恐惧的唯一途径。我承认这一点,因为注意力的分

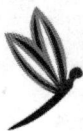

散是减轻对自我关注的一种非常好的方法，但是人总要面对空闲与繁忙的时段，不能再把工作当做唯一途径。（2）如何理解焦虑：我是因为听到不好的声音产生了不安→从而害怕→开始联想为什么会这样呢？→从而产生恐惧。我这是一种预期焦虑，是对焦虑情绪的焦虑，从而夸大了"为什么会这样呢"。（3）训练：出现症状，首先告诉自己无所谓，然后放松自己，深呼吸。如果晚上失眠，特别是碰到晚上害怕孩子咳嗽的时候先喝杯水，然后告诉自己无所谓。也可以描述自己喜欢的一件事，对自己保持微笑。

我对孩子是这样做的：

（1）自我安慰，孩子的声音轻柔而轻巧，相对比爱人的声音让我吓一跳的几率比较小，所以接受的程度比较高，现在已经在慢慢调节了。

（2）但是对待老公确实是无法抹去的记忆，仍然害怕，他的声音大而且冲击大，我总害怕自己吓一跳，我不知道如何安慰自己？昨天他打喷嚏咳嗽我就非常在意！这是一种强大的排斥，本来就很讨厌他，现在这种情绪更增加了我对他的讨厌！反过来更加害怕他的声音，我该如何暗示自己接受？

回复：做得不错，因为你本身就对你女儿充满爱，所以接受起来是很容易的，学会欣赏你女儿就会包容她的声音以及一切，自然也就知道如何接受和慢慢调节自己。

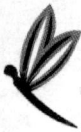

至于你老公，我先告诉你的是：硬要把不喜欢的变成喜欢的，硬要把暂时不能接受的变成接受的，就会是思想矛盾，事物将走向反面，即"更怕他的声音"，你要做的就是"把不接受"也当做是一种顺其自然，不去过度关注就行。

2016 年 7 月 22 日，我们进行了一次会谈，当康复的后期再次出现症状的反复会让人觉得有点慌乱，这次的重点我想帮她梳理一下思路（我想跟绝大多数患者强调的是：学会温故而知新，否则越多越乱）。我们大约进行了一个半小时的交流，最终从她的口中总结出了重点内容，这些内容将在她日后的工作和生活中需要去强化。

（1）不去管它，该干嘛干嘛。

（2）降低自己的安全欲望，吓一跳就吓一跳，没有一个人有绝对的安全。

（3）不去问为什么，想不通就想不通，想得越多越乱，另外人生之中想不通的问题太多了。

（4）症状来临时保持乐观和积极的心态（这点我暂时做不到，我慢慢尝试）。

通过这次梳理，她有了比较清醒的认知，症状反复时的慌乱开始得以缓解，正如我当初在康复过程中的体会一样，症状缓解以后还需要一段时间的适应过程。

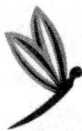

案例 2　我用森田疗法结合精神分析
与一位焦虑症兼具人格障碍患者交流的实例

在网络上，一位与我系统交流的患者(化名 Flying)首先向我提供了如下材料：

就诊经历和用药史

我于 2013 年 9 月前往××市第二人民医院就诊，精神科医生初步诊断我为焦虑症，并为我开了盐酸舍曲林片。我排斥药物，仅仅服用一粒就停止了服用，同时排斥再次去医院就诊。

通过她提供给我的材料同时结合医生的诊断，我的第一直觉是她有健康焦虑症(疑病症)。按照此假设，我们于 2016 年 6 月 30 日开始了第一次交流。交流的具体内容将以她向我发送的咨询笔记形式呈现，事后我向她征求反馈意见，她表示暂时不能回答我这次交流对于她来说是否满意或是否有效果。

咨询笔记

第一点，咨询师告诉我：人之所以会产生恐惧的原因是因为出于对自己的保护。比方说地震来了，人肯定是先意识到危险然后本能地感到恐惧，接着跑出房屋。再比如远古的时候，人类遭受其他动物的袭击，一定是先感受到自身遭受威胁，先产生恐惧这种情绪，然后再逃跑或奋起反抗。这也就足够说明，我一直以来的恐惧本质上并不是一个坏东西，反倒是我自己把它给妖魔化了。所以作为一个人，怎么可能逃避得掉这种情绪的存在呢？

　　第二点，咨询师告诉我：我之所以如此担心、害怕的原因来自于错误的信念，我能迅速地明白错误的信念是什么。一直以来我就非常害怕生病，身体上的小小不适都会让我焦虑不安，担惊受怕。2 年前有人曾问过我怎么样才能够觉得有安全感，我记得我当时的回答是：除非老天保证我和我的家人以及我爱的人都不生病，最好连感冒发烧和小小的疼痛都没有。现在想来我也知道为什么自己容易陷入焦虑情绪不能自拔了。人有生老病死，月有阴晴圆缺，这本是大自然的规律，就像白昼交替一样自然，而我作为一个普通人却硬要与大自然的规则背道而驰，我何尝不是自讨苦吃呢？于是我在心里种下一个念头，我一定要把原来错误的信念从心底消除，种下一个"人是可以生病的"事实，我应该接受自己会生病这个事实，我应该相信自己与其他正常人一样不会因为身体的小病痛就死亡。

　　第三点，咨询师告诉我：在我认为害怕的情境出现的时候，认清自己是因为负面的自动思维导致的，他让我可以在下次遇到自己害怕的情境时试着让自己察觉负面的惯性思维。

　　我记下了咨询师说的这三点，近一个小时的咨询结束后，咨询师留给我的作业是：用他说的三点去应对自己的焦虑。咨询师

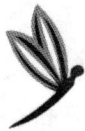

最后强调，特定的情境→产生负面思维→引发恐惧的产生。我需要打破这种固着，并让我记住固着这个词。

Flying 的第 1 篇日记

我每天几乎都会在纸上写上"人会生病，生病是正常的，让自己接纳自己身体的小病痛。"可是效果却不理想，于是我慌了，我反复地告诉咨询师那三点好像并不能让我很好地处理焦虑情绪，并问他我是否可以康复。我非常害怕，我怕知道了理论知识却不能赋予实践。后来两天我持续胃疼，嗓子难受，牙龈出血，而我几乎变得非常敏感，尤其晚上睡觉的时候，那种身体上的不适感被放得非常大，我几乎想到哪里难受哪里就难受。我有一个晚上还吓得大哭，为此妈妈还特意跑来安慰我。我觉得当时自己就像个没长大的小孩一样，恐惧、内疚、无助感在心底翻腾。

我与她第一次交流时并没有意识到她深层次的问题。当她加入了我所创立的 QQ 群，我开始观察她的所言以及表现，我发现她并非疑病症那么简单，第一个直觉来自于她空间里的照片——23 岁的女孩子还穿米老鼠商标的衣服；第二个直觉来源于她在群里大讲荤段子，甚至有点躁狂；第三个自觉直觉是她在跟我咨询时并非那么急切的想知道答案。于是我要求她向我补充她过往的情感经历以及她有关心理学书籍方面的阅读经历。她通过邮件向我发来了以下补充材料。

（1）我是准备下次咨询的时候说的，但是我怕说不出口，还是打字吧！这也是一个困扰我很久问题。我谈过 3 次恋爱，虽然时间都不算长，但也不算短，差不多都是跟大叔——一个大我 8 岁，一个大我 23 岁，一个大我 19 岁。我很喜欢他们，他们也很喜欢我，每次他们抱我我都能够接受，可就是唯独接受不了做更亲密的事。我也不知道为什么。其实我是个正常女孩，也有生理需求，但是不知道为什么每次两个人都很想要的时候，我都吓死了，我不敢，我甚至在他们面前，衣服都没脱过，我是真的害怕。我现在更郁闷，如果我一直这样下去，哪个男的接受得了精神恋爱？

（2）我每次被男朋友提出分手的时候，我就非常恨他们。但是我的身体里似乎有两个人：一个人恨不得杀了他们，另外一个人又说不应该恨。我几年前就有这种感觉，好像自己是天使和魔鬼的结合体，平时还正常，特定情况下魔鬼就会非常猖狂地跑出来，而且我最怕的就是一会是天使，一会是魔鬼。

（3）虽然我从妈妈那儿得不到多少温暖，但偶尔可以从爸爸那里得到爱和关怀。我小时候害怕和恐惧的时候，妈妈都骂我恐吓我，只有爸爸会耐心地抱我安慰我。

（4）我小的时候喜欢欺负家里的狗，还喜欢打我表妹。我弟弟跟我正好相反，他很爱狗狗，很关爱表妹，无论在家里还是在学校大家都特别喜欢他。我从小就知道所有人都喜欢他，没有人喜欢我。我从小到大都不合群，同学们都排斥我，挤对我。

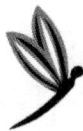

同时她给我发来一段有关阅读心理学的笔记：

"其实人跟树是一样的，越是向往高处的阳光，它的根就越要伸向黑暗的地底"，这是哲学家尼采说过的一段话。在初次看到这句话时，我并不能够理解，而我现在发现了生命中的另一个领域——黑暗的力量。首先我要感谢尼采给予了我极大的帮助，让我有更多的机会了解生命的真相和生活的真谛，让我有更多的可能性来掌握自己的命运。荣格说："一个人毕其一生的努力就是在整合他从童年时代就已经形成的人格。"这句话太经典了。我一直认为自己是很不走运的，我并没有在童年时期形成一个完整独立的人格。而我的童年是我掌控不了的，我所经历的人和事在那个年纪是我无能为力的，所以纵使我因为人格缺陷在成年后付出多么惨痛的代价，我也从来都没有自暴自弃过。

印象最深刻的两次是七八岁的时候，那个晚上爸爸不在家，我跟母亲睡一个床，我怕黑，要求母亲开灯睡觉，被母亲拒绝了，我吓得不停地哭，妈妈并没有因为我的哭泣而开灯来安抚年幼的我，我忘记了自己那个晚上是怎么入睡的，我只记得最后我偷偷的不敢哭出声来，恐惧和绝望渗透了我的每一个细胞。还有一次是在外婆家跟外婆睡，当我在床上因为外婆不愿意开灯而吓得哭泣的时候，外婆的反应和妈妈如出一辙，于是我又在恐惧和绝望中度过了一整晚。这些冰冷刺骨的回忆之所以这么难忘，我想是因为当时恐惧与绝望的程度太强烈了吧。这些过往的情绪体验并没有随着年龄增长而消失，相反它们扎根于心底的最深处，暗藏于潜意识里。

开始我也不知道，只是在成年以后屡次品尝爱情的甜蜜但时间都不会很长，我总是被抛弃的那一方。其实这里并不应该用抛弃这个词，因为只是两个成年人选择结束。但是我的内心体验，是一种被无情抛弃的滋味。

这些年一些心理学方面的学习也让我认识到问题不在他们那里，而出在我身上。我每段恋爱关系的结束都极其相似，每一次我都因为他们的不理睬而绝望、愤怒甚至想要用死亡来结束这种痛苦。我知道其实他们并没有刻意地要做什么来伤害我，仅仅只是不再回复我的短信或接听我的电话。当我的理智回归大脑以后，我开始分析自己为什么会有如此的绝望和愤怒的感受。

我脑海里不断地浮现着那两个漆黑的夜晚：我的哭泣换不来妈妈和外婆的安抚，幼小的心灵独自承受着深入骨髓的恐惧，我开始意识到我不断恋爱，而后不断地重复陈旧的情绪模式，恋人决定分手时的不理睬像极了当年妈妈和外婆面对因为我恐惧黑暗哭泣时的态度，成年以后除了心底的绝望被激发，愤怒也油然而生。这两股黑暗的力量让我像疯子般的打电话发短信给那些曾经的恋人，甚至不惜以死相逼，但其实我只不过想得到些许的回应。

童年时代内心的创伤不但没有愈合，反而随着年龄的增长进

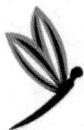

入了自己的潜意识，这也就是人们说的命运。于是这一次，我触碰到了另一个我以前从不敢踏足的领域——自己内在的黑暗。人总是喜欢阳光排斥黑暗，所以对于自己内在世界也一样，但是否认自己内在的黑暗力量并不代表它们就会消失，这股力量总会以其他的形式表现出来，所以接受它们，看见它们，承认它们的存在并好好与它们相处，一个人才能真实也才能完整。如果一个人内在那股黑暗的力量强大到可以毁掉一个人的幸福与快乐的话，你也就要相信，它们同样也能够成为使一个人变得更加强大更加有生命力的肥料。

这是一位极力想获取安全感的患者，导致其出现了不正确的人际关系，所有的疑病症只是其希望获得安全感的一个表象。同时她从过往经历和情感基调去理解一些哲学的思想，某些方面并不是正确的。

2016 年 7 月 2 日我们开始了第 2 次交流，我告诉她：

（1）你表象的疑病症是缺乏安全感的表现，安全感的缺乏是你一直试图退行到重新获得童年时候的关爱，你七八岁的时候害怕时获得了父亲的安慰。目前你就一直通过寻找"大叔"来渴望获得关爱，同时你拒绝性爱是因为你并不是从恋爱的角度与他们交往。

（2）"其实人跟树是一样的，越是向往高处的阳光，它的根就越要伸向黑暗的地底，这是哲学家尼采说过的一段话。"我觉得应该从"故天将降大任于斯人也，必先苦其心志，劳其筋骨，饿其体肤，空乏其身"的角度来解释暗黑的力量更好。

(3)你过往的人生经历是无法改变的，但是从此之后你的生活态度是可以改变的。

具体内容以她的咨询笔记体现

第2次咨询，我早早地准备好了笔和纸，我在咨询前几天一直在给他补充原始材料，从他的话语中我也大概能猜到自己不是单纯的神经症这么简单，我能猜到我们的咨询次数要比当初诊断为疑病症的时候要多一些。

咨询师先对我进行了一番夸赞，譬如领悟力强、语言表达能力强，听到赞美后我非常开心。接着咨询师告诉我，我的这些优点不可否认，但我一直在反复寻求别人的肯定和关爱，其实这就是一个非常大的问题。在咨询师没说这话之前我还真的没意识到自己的这个问题。我知道自己一直以来非常的自卑，我很喜欢听别人的赞美，我想这可能与从小我妈妈就说我一无是处，只有缺点没有优点有关吧。

咨询师接着指出我潜意识里一直将自己退行到童年阶段，我晚上睡觉必须开灯，我所有的恐惧无助以及想要得到别人的赞美和爱的原因都是因为我的退行。他告诉我想要从退行中走出来就需要立足于当下，灾难的童年已经过去，过去的永远无法改变且回不来，我要做的只能是从现在开始寻求蜕变。

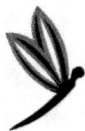

222·　神经症的自我救赎

Flying 她的第 2 篇日记。

第二次咨询后，我发现自己好像喜欢上咨询师了。好吧，这种依赖感真是让我觉得一下子好幸福，可是内心却有个矛盾，他是我的咨询师又不是我的男朋友，我怎么可以如此依赖他恨不得他把我当女朋友一样来陪着我呢？咨询师告诉我这只是一段移情，其实基于我之前对心理学的了解我也知道自己是移情了，奇怪的是虽然知道自己移情了，但是却并没有觉得不该这样。

我以前总是对这种移情特别上瘾，我今天一整天都在想有什么办法让这个已婚咨询师喜欢我，这样他才能够给我爱对我好。我就开始发消息给我的咨询师，说些没羞没臊的话，可是他居然像开启了自动屏蔽一样，要不就忽视那些话，要不就不理我。

我好纠结！我不希望自己这样下去，我希望自己康复也希望自己能够配合他，但又怕他离开我，于是我再次让自己陷入非常分裂的境地。我已经23岁了，我也不允许自己这样蛮不讲理无理取闹了。于是我从他的群里退出来，告诉他，不治疗了。

其实我心里非常纠结，我觉得他救不了我。后来他问我可不可以语音聊下？我觉得可以。正好借这个机会告诉他我内心有多纠结多分裂。他在我大哭一番冷静下来之后告诉我怎么在理智和想要得到爱的小恶魔之间寻找平衡，以及对他人适度依赖的能力。挂了电话后我有点不可思议的感觉。我发现自己内心的小恶魔自己都害怕，咨询师却可以很淡定。

　　我发消息告诉咨询师我在发虚，他告诉我只有这样我才能知道安全感是自己给自己的。我当时居然有一种时空感，但因为是在单位，旁边还有其他女同事，我的那种要发疯要失控的感觉没有体现出来。我想起来第一次咨询时他跟我说的"当恐惧的感觉袭来的时候你控制不了就不去控制，去做自己该做的事情"。我带着那种发虚的快要死去的感觉，打开了我的工作电脑来给自己找了点事情做，我想就这样吧。5分钟还是10分钟后，我慢慢地缓了过来，那种发虚的、天塌下来的感觉消失了。

　　正在这个时候领导打电话给我说另外一个女同事请假了，要我给他代几天班，我突然觉得超级郁闷！最近是很不顺么？单位饭菜这么硬，自己喜欢的咨询师开始不再热情，现在还不能休息，这不是要弄死我的节奏么？老天啊，不过就在这一瞬我突然想起我第一次咨询时咨询师告诉我的——我惯性的负面思维。我被自己这种总是把事情都往坏处想的习惯吓了一跳，我怎么这么喜欢负面思维？于是我开始试着让自己从积极的角度看待刚刚发生的这一切。虽然我现在胃疼，但这不一定跟单位今天的饭过硬有关。虽然单位有女同事请假我要带班，等她回来我不也能回家休息好几天么？我瞬间心里平衡了。

　　我会越来越好的，因为我开始认识到咨询师所说的培养自己积极乐观的能力。那晚我觉得特别的平静，我想到自己是可以依赖别人的，只要掌握好尺度的话，别人就不会反感。所以当我既

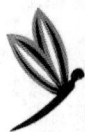

不能 a 也不能 −a 的时候，自己肯定会很分裂，如果我能在 a 和 −a 之间找到平衡的话，我就会很平静。

2016 年 7 月 8 日我们开始了第 3 次交流。

今天，由我引导，我们共同探讨了她的咨询目标：(1)淡化我执；(2)适度寻求安全感；(3)解决她的困惑。咨询具体内容仍然以她咨询笔记的形成呈现。

咨询笔记

咨询师每次一开始都会问我是不是有什么问题要问他。每次他这么一问我就好羞涩，我这么喜欢他，我想告诉他的话岂是一个小时就能够说完的。但是我是患者啊，我还是要听一下咨询师的话的。回想前两次咨询到现在焦虑已经减轻了很多，我可以很快地识别出自己的负性思维，看清楚它，然后跳出来用正面的思维取代它，所以现在我几乎没有什么焦虑情绪了。

接着咨询师开始问我，这两天有没有在别的 QQ 群里骂人？他这么一问，我倒是蛮意外的，看来我平时在各大群里嚣张跋扈，动不动就跟人吵架的事情咨询师十有八九是知道了。没办法，又不能撒谎，撒谎也没用。我说确实有其事，不过我没有主动去攻击谁，都是那些患者私聊我说一些乱七八糟的事情，也不能全怪我啊！

咨询师告诉我，我的领悟力和内省力以及我的文采他比较欣赏，他群里另外的两位咨询师对这点也是非常认可的。我激动地忍不住问道："真的假的，其他两位是不是也在你面前夸我了?"咨询师问我："你是不是要我把那两位咨询师找来核实一下，然后给你一个肯定的答复?"咨询师这么一说我突然觉得有点尴尬。真笨，我到底是多缺别人的肯定啊! 咨询师接着说道："你想想看你天天都在干些什么? 你所有的精力都放在了如何去得到别人的肯定和赞美上，我觉得你的天赋不需要别人去肯定，如果你真的做到了有所成就的话，那大家对你的敬佩和肯定就会油然而生。"咨询师的话让我如梦初醒，我想了想，问道："老师，我明白了! 你的意思是想要得到赞美和肯定本身没有错，但是我却一直用错了方式和途径。如果我能够踏踏实实地努力学习，朝着自己的理想一步一个脚印，再加上我的天赋，当我的才能得到施展的时候掌声和鲜花就不请自来了。反而我每天做些无意义的事情去求得别人的喜欢和爱，不仅无济于事，说不定换来的是别人的反感。"咨询师肯定地回答了我，并问我这次的咨询是否满意? 我说当然，然后我问他开心么? 他说："还不错。"

2016 年 7 月 12 日我们开始了第 4 次交流

该患者向我指出她不知道如何处理人际关系以及内心深处存在着小恶魔。于是我们确定了今天的主题：(1)探讨人际关系；(2)解决她所说的潜意识里的小恶魔。

我指出她所说的所谓的小恶魔的真实面目：最深层的、最幼稚的、非逻辑的欲望。同时解决的办法是：将非理性的欲望和信

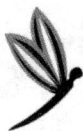

念引入意识层面，用能够实现的目标来取代它。我将以此作为提高她人生修养的出发点，并告诉她潜意识并非她真实内心的表露，而是一种惯性的表达，若要从意识的层面去审视潜意识，她需要给大脑以缓冲时间，也就是"三思而后行"。

当我向她讲述这一段时，她说了如下的话："我知道了，我终于知道我的人格障碍是怎么回事了。我也知道 + a， − a 是怎么回事了。其实退行这一说并不完全正确。准确地说，我其实一直是意识上长大成人而潜意识一直停滞在童年时期或更小的时候。我的意识和潜意识的矛盾，才是我分裂的原因，也是我痛苦的根源。"我回答她："对的，退行的只是你的行为。"对于"给大脑以缓冲时间"，她回答我说，"以后应当在生活中不断训练自己，放慢节奏，让自己潜意识层面的想法经过一定时间的缓冲，再决定说与不说，做与不做。"我回答说："好。"同时我心里想，暂时她也需要一定时间的缓冲，至于多长的时间，让她自己去摸索。

Flying 的第 3 篇日记

第 4 次咨询，老师让我拿着笔和纸写下了一些关于人际交往的准则。

第一，人与人之间应当保持适当的距离，善意地理解别人，不要过分地要求别人。避免作繁琐的解释说明，避免把自己主观的想法和意愿凌驾于别人之上，避免从个人的感受去推测他人的想法。

　　第二，潜意识没有思索，是最深层的最幼稚的非理性的愿望，然而，治疗应该将非理性的愿望、信念引入意识层面，以便能审视它们。

　　第三，基于第二点我要做的是在生活中不断地训练自己，放慢节奏，让自己潜意识层面的想法经过时间缓冲，想想自己将要说的话和做的事可能带来的结果而决定说与不说，做与不做。

　　我要的就是这三点。看来人格障碍真是害我不浅，别人生下来就会交朋结友，我已经 23 岁了，还要像婴儿学走路一样慢慢的锻炼。

　　第一点倒是比较容易做到，这几天我都在努力地保持觉知，我希望自己能在别人需要我的时候尽可能地帮助他，而在别人没有说需要我的时候不去打扰别人，这样一来好像保持适当的距离就比较简单了。还有就是不作无谓的繁琐的解释和说明，我以前经常是怕把别人弄生气了，就各种对不起和解释，希望得到一声原谅，这次咨询才知道这样做是没什么意义，真正的道歉应该是放在行动中表达这样才更加有诚意，这样也就避免了我把大量的时间放在琐碎无聊的解释和说明上了。

　　可是第二点和第三点做到的话还真不是简简单单的事情。不过经过这次咨询我突然明白了心理学大师荣格说过的一句话，他说："潜意识如果没有进入意识，就会以命运的方式降临。"原

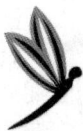

来我的很多幼稚的非理性的言行举止，被别人当神经病看待都是因为我这么多年被自己的潜意识所操控。就像咨询师说的，只要给大脑以时间，我就可以放弃做那些幼稚的不可思议的事情。我突然觉得豁然开朗，我终于觉得可以在未来的日子里不再受命运的蹂躏了！这一天我等了十几年，虽然我知道知行合一是需要一个时间过程的。

这之后我在咨询师的群里既没有不说话也没有随心所欲地想到什么就说什么，我总是在群里说完以后让大脑思考接下来我应该说什么，这样说合理不合理，群友们听着舒服不舒服。我发现其实这样也不是很让我难受，相反总比我给人幼稚夸张的感觉要好得多。所以我这几天都是保持一颗随时警觉的心，我不愿意给潜意识任何一个可以操控我的机会，我告诉自己给大脑以时间，给自己以时间。

然而过了两天，我突然觉得很累很累，我现在脑子里随时都是咨询师跟我说的话。当我想道歉的时候我告诉自己不作无谓的说明，当我猜测咨询师是不是在生我的气了，我又要提醒自己不要从个人的感受去推测他人的想法。就这样我的所思所想都要在咨询师所给我的那几条规则里。我觉得有一种被架在那儿的感觉，说痛苦有点夸张但是真心的不自在。

2016 年 7 月 18 日　我们开始了第 5 次交流

她与我进行交流的过程中，不可避免地存在着机械的理解，在我眼中看来，也许这段机械的理解是值得的，所谓"吃一堑，长一智"。如果整个交流过程中都进行得一帆风顺，至少在我眼中看来多少都有点做作的意味。

这次交流主要是针对她的第 3 篇日记中的疑问来和她一起探讨，具体内容以她的咨询笔记形式呈现。

咨询笔记

咨询师告诉我不要让自己谨小慎微，那样的话显得有点做作。然后咨询师告诉我与人交往时要基于自己真实的情感出发，在人际交往中提高自己人生修养的同时也要允许自己犯错，因为正常人都会犯错，只是不要频繁与过度就可以，我要做的是正常人不是圣人。同时他告诉我不要让咨询时的有关内容成为自己的负担。

说实话咨询师这么一解释，我心里觉得轻松多了，确实是过犹不及，我一时没怎么领悟透，走偏了。其实我从幼稚的为人处世方式矫正到正常也是一个自然的过程。首先就是把自己当做一个普通的正常人，基于自己真实情感出发去表达自己，同时只需注意不要被潜意识牵着鼻子走就可以了。

Flying 的第 4 篇日记

其实这几天我挺失落的。好像咨询师并不怎么在意我了，不知道他是忙还是怎么回事？甚至有几天我一直在思考做什么怎

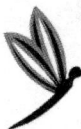

么做才能挽回咨询师对我的欣赏、赞美、信任？于是我就越想越浮躁，越想越对自己没自信。我一时都不知道怎么办了？

有天晚上，我做了一个奇怪的梦，梦见我老太出殡，后来因为恐惧我躲进了一个醉酒的大叔怀里，那个大叔掰开我问我要什么？我哭着说："叔叔，我要安全感，我害怕。"接着我就醒了，但恐惧的情绪还在心中萦绕，久久不能逝去。凌晨两点，我把房间的灯打开，一个人躺在床上呆呆地望着天花板，回忆梦里的经过。

那个大叔是谁？怎么又梦见出殡？安全感是什么？我带着这些疑问以及刚才梦境遗留下来的些许不安再次睡去。

那个大叔是谁？第二天我还在思考这个问题。然后我想明白了。那个大叔不是谁，或者说不能说是具体的某个人，那个大叔是一个我投射的对象，那个大叔既可以是过往我喜欢过的恋爱对象也可以是现在的咨询师，只要我不康复就有很多的男人可能成为梦里的这个大叔。

我恍然间觉得，我怎么还在上瘾？我对咨询师的那些许的期望虽然不像之前那么迷恋和依赖，可我还是对咨询师存在移情。我告诉自己不可以不可以！这跟吸毒有什么区别？虽然我现在比以前是进步了点，但是找"好爸爸"的那种感觉始终诱惑着我。

这些天我陷入了无尽的烦恼和忧愁之中。一方面，咨询师对我不冷不热的态度让我抓狂，同时我又不能拿咨询师怎么样；另

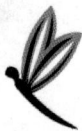

一方面，我真的希望自己从心理上不再对咨询师有任何依赖，可是我又做不到。我突然对自己特别没自信，我觉得自己可能好不了了。人格障碍哪有这么容易治愈的？我又陷入了自怜的深渊，我想着我灾难的童年，我想着我有妈妈却丝毫没有得到过一点点母爱的感觉，我想着过去那么多年我的人格障碍让我与学校的同学们、公司的同事们格格不入，我想着总有陌生的声音在背后议论我是不是神经病！我到底做错了什么？今生要受如此地狱般的折磨。让我死吧，干脆一点不更好么？

点评：我不排除这篇日记除了真实性以外有一点表演的成分，事实上她每天频繁地给我发送的一些信息已经打扰到了我正常的工作和生活，于是我不再对她表现出共情，在她看来认为这是受到了挫折，下次交流时我将着重与她探讨她的这些想法。

2016 年 7 月 23 日　我们开始了第 6 次交流

通过她给我发来的第 4 篇日记，我着重与她探讨了有关"修养"的话题，具体内容以她的咨询笔记形式呈现。

咨询笔记

咨询师之前说要提高我的人生修养来淡化我的人格障碍，所以"修养"这个词在我的脑子里，一遍遍地反复想起。我试图去理解什么是修养？怎么样算有修养？通过第 6 次咨询师跟我说的内容，我在心里突然觉得，把自我的感受淡化或放在第二位，而愿意努力去理解关注他人的想法和感受，这样的为人处世方式

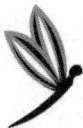

应该算是相当有修养的吧！

首先就是尊重，那么在我之前的人生经历里，我其实很愿意去尊重任何人，也就是说在我的心里其实我对任何人都是尊重的，只是我可能不懂得怎么去体现尊重别人。我之前总是在自己有需要的时候就去找咨询师，也不考虑咨询师是不是在忙，是不是有时间，我可能想到什么玩笑的话就会去调侃咨询师，我也没想过咨询师心里会不会有点小介意，会不会有些许不舒服。在现实生活中我是一个非常自我的人。说实话，我是一个不太懂得怎么去理解别人或者压根儿在我内心深处就没有"别人"这个概念，说难听一点就是把"别人"当成了满足"自我"的一个工具。但这不是我有意识地刻意去做的，只是一直以来我错误的人际交往方式，错误的行为习惯影响着我。这么一反思，我也就明白了为什么咨询师说我修养不够。想想看如果一个人的行为举止，人际交往的方式是用他人来满足自己的话，那么也就一定得不到别人的尊重，得不到别人持续的交往意愿。

再就是谦逊，这是我真没有的东西。我一直以来都在努力地逃避自己的不完美，自己的失败和胆怯，所以我向外表达出来的反而是一种狂妄和自大。我其实不希望别人看到一个可怜的、无助的、恐惧的我，所以我经常给人一种自以为是、狂妄自大。但是这也不是我意识上故意表现出来的状态，所有我表现出来的过分夸张和幼稚以及让人生厌的行为和言谈都不是我的本意，而是我潜意识里没有经过脑子思考而做出的。这就是为什么咨询师要求我放慢节奏，把潜意识里的欲望引入意识层面最终放弃做这些行为举止。我突然一下就觉得有点豁然开朗的感觉。

再就是重新定义自己。我，现在，当下，是什么样的？我要基于目前的处境去做怎么样的改变和调整，这才是我当前最重要的事情。

首先，我就要承认自己是一个人格障碍的患者；其次，我对自己的康复要有信心；第三，付诸行动，我需要努力把咨询师跟我说的内容付诸于实践，我在实践中经历一些失败并发现问题，处理掉这些问题后我将走向康复。

2016 年 7 月 29 日，我们开始了第 7 次交流

这次交流我们主要回顾了前面 6 次交流时的重点内容，事实上到第 4 次交流的时候，她的焦虑和恐惧基本消失，整个过程中她能够很好地识别自己的负性思维并牢牢地践行了"不应该退行"这样一个信念，之所以她康复得比较快，我认为更多的时候是出于她对我的信任和坚持，尽管在此过程中出现了反复。

通过这次交流的强化，她加深了对过往的一些正确的做法如"实践""信念""放弃退行""允许自己犯错"的理解，同时也对一些错误的做法如"机械的理解""极力地想证明自己"有了清晰的认识。

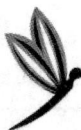

2016 年 8 月 5 日，我们开始了第 8 次交流

通过第 7 次交流以后，我也很诧异该患者的进步之快。在整个过程中，她已经能够很好地面对自己的表演性人格障碍，同时采取了新的生活态度：不再夸大自己，不再片面地追寻安全欲，不再过度地依赖并纠缠他人。我想这很大程度上得益于该患者的内省力以及我们之间牢固的治疗联盟。今天她向我询问了她与她妈妈之间的一些困惑，即她妈妈对于她要求的太多。于是我告诉她，当自己没有能力承受太多的要求的时候，她首要的是完善好自己，这样才能更好地去满足别人，如果一味地满足别人，自己反而很累。

咨询笔记

通过这次咨询我意识到自己要从内在打破家庭赋予的枷锁先为自己而活以后，果真感觉轻松了。这种轻松来自于抛开了不属于自己的负担和压力，承认当下的自己无力承担太多事情，在基于事实的基础上来一点点地改变自己。就像我之前认识到的那样，最重要的就是去体会生活，因为我们每一个人从生到死的过程就是生活的过程，而一个人完善和提升也是在自己努力生活的基础之上，没有一个人可以光凭空想去做好任何一件事情。咨询师听我说道："我可以放下家庭给我带来的过分压力和束缚来做真实的自己"的时候他很高兴。他问我还有没有想问他的？我告诉咨询师我很好奇南希所说的有关成功治愈的九大标准是什

么？咨询师告诉我：（1）异常心理症状的消失或缓解；（2）内省力发展；（3）自主感增强；（4）认同感增加；（5）以现实为基础的自尊心增强；（6）认识并处理情绪的能力得到改善；（7）自我力量及自我协调增加；（8）爱，工作以及对他人适度依赖的能力；（9）愉悦平和的体验感增多。

　　其实上一次咨询我就好奇南希的九大目标是什么。咨询师因为担心我可能机械地在生活中运用理论知识而没有告诉我，同时担心这些标准可能会给我带来负担，但是这次让我记下了这九大目标。我仔细看了这九大目标是层次递进的。对于我而言"异常的心理症状"已经缓解得差不多了，无论是表象的焦虑情绪，还是人格障碍让我非常渴望父爱的呵护都已经淡化得差不多了。"内省力发展"，我一直内省力比较强，一痛苦了就开始反思自己哪里做得不对。"自主感增强"，事实上在没有咨询之前我是一个没有什么自我存在感的人，但是在咨询师的引导下慢慢接近我即如是，承认并接纳了真实的不完美的自己，也就逐渐的有了自主感。关于"认同感"，咨询师告诉我相当于信仰。我现在的信念和信仰就是当一名优秀的心理咨询师，帮助人们解决心灵上的痛苦。"认识并处理情绪的能力得到改善"，我咨询之前完全没有这个能力，但现在慢慢学会处理自己的情绪，对咨询师的依赖也一点点的减少。"自我力量及自我协调增加"，这是我最需要锻炼的，但是想想自己一个月前还是个人格障碍患者，这种能力也

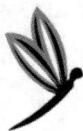

不是马上就能有的，我决定慢慢在生活中去增加体会。"爱，工作以及对他人适度依赖的能力"这点感觉还挺好，毕竟我现在对别人的依赖包括对咨询师的依赖都大大减低了，工作是我一直很投入的，爱别人的能力需要去培养。"愉悦平和的体验感增多"这一点，想想自己咨询这一个月多的时间痛苦慢慢地减轻到现在甚至我已经察觉不到有痛苦的时候了，更多的就是平静。虽然症状偶尔还会反复，幸运的是我已经开始逐步地学会处理家庭和工作生活给我带来的压力了。这对我来说其实是个很好的转折点，因为在这之前我几乎是一个完全不知道怎么处理压力和痛苦的人，我更多的只会选择不停地压抑。但是我现在能够很好地处理压力，而不再是一个发现压力来了就只会害怕，烦躁了就跑去找咨询师的人了。

我庆幸自己慢慢学会了处理压力和不顺的能力，这也是我第一次感觉不再过分依赖他人而从自身寻求力量的满足感。内在的力量真的是一点一滴地建立起来的。

这位患者康复得这么快，是我起初没有想到的，理论上人格障碍的康复需要半年到一年的时间。事实上我们平时的交流时间已经远超过了上述 8 次交流的时间，源于我欣赏这位患者的内省力和她在心理学方面的潜质，我对这位患者投入了最大的耐心和最大程度的共情。直至今天，一个月过去了，她康复后的巩固做得相当不错。某种程度上来说，她的身上已经投射了我的人格，如同本

书也投射了我对森田疗法的理解和森田精神的追求一样。

案例3 我用森田疗法结合认知行为
疗法与一位惊恐发作患者交流的实例

在网络上一位和我熟悉的咨询师的引荐下，我接受了这样一位来访者（化名 Sunny），她在第一次交流时向我提供了如下材料：

（1）25 岁，身高 163 cm，体重 40 kg，无器质性疾病。

（2）15 岁开始出现强迫思维，处于性朦胧的初中阶段时母亲威胁我"若谈恋爱就要打死我"成为我第一次惊恐发作的诱因。21 岁时有过一次严重的惊恐发作并伴随长达 10 余个小时的震颤，后经去医院注射镇静剂缓解。我性格怯弱、承受力差，平时比较压抑自己。

（3）就诊经历：2006 年前往××市脑科医院就诊，精神科医生诊断我为抑郁症；次年前往上海中山医院就诊，精神科医生诊断我为强迫症；2012 再次前往上海中山医院就诊，精神科医生诊断我为惊恐发作；2016 年 6 月我前往当地一家市级医院寻求药物帮助，至今没有心理咨询的经历。

（4）用药经历：2006 到 2011 年服用盐酸舍曲林片，过程中总共持续服用 3 年。从 2011 年开始间断地服用赛乐特和帕罗西汀至今。最近一次服药是 2016 年 6 月初，距离之前最后一次的服

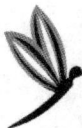

药时间间隔为 3 个月。我目前服用帕罗西汀每日一片，阿普唑仑每日发作时就服用一粒，阿普唑仑的最大日剂量为 4 粒。

（5）近况：我近半个月来惊恐发作越来越频繁，同时伴随全身震颤，严重时需要注射镇静剂才能逐渐平静，有过一次拨打 120 急救的经历。我每日惊恐发作的频率在 2~4 次，我觉得阿普唑仑已经在我身上显现出了一定的耐药性。

我开始坦诚与她沟通，我向她解释为什么其他惊恐发作患者的躯体症状持续 10 几分钟到半个小时就会消失而她的震颤却持续那么长的时间，是由于她交感神经的过度兴奋，她表示理解。我告诉她，她的所有症状可以统称为神经官能症（简称为神经症），她表示理解。我向她表明解决她的问题需要一定的时间且适合药物配合，她表示理解。

我着重问了她惊恐发作来临时的应对措施，她表示既无反抗，又无应对措施，就像是被一个魔鬼牵着走。我有必要在第一次交流（主要是了解情况）时向她介绍一些放松训练。

（1）惊恐发作时面带微笑般的欣赏自己，同时深呼吸。

（2）我询问她家里是否有绿色植物，她回答有。于是我以我书桌旁的绿萝为例，引导她惊恐发作时如何细致地去描述并欣赏身边的植物。

（3）我向她指出她的惊恐发作并不是她的全部，比如她讲述到惊恐发作时不能够站起来，我告诉她惊恐发作时的震颤只是其交感神经的过度兴奋而并没有躯体疾病，因此可以鼓起勇气站起来，同时不要去关注惊恐发作时的躯体震颤。

她主动要求前期增加交流次数，我们约定前期一周会谈三次。

2016 年 6 月 20 日，我们开始了第 2 次交流

我：Sunny，我认真地看了你前次跟我讲述的一些经历，我还需要进一步地了解一些问题，可以吗？

Sunny：可以的。

我：好的。你现在跟谁生活在一起？目前你最依赖的人是谁？

Sunny：我和父母生活在一起，目前我最依赖的人是我妈妈。

我：你妈妈对你好吗？

Sunny：好。

我：嗯，很好。你的家族有这方面的遗传史吗？比如你的父母和姊妹？

Sunny：我是独生女，他们没有这样的情况。

我：好的。你喜欢看书吗？

Sunny：我好久没有看过书了。

我：那你有没有喜欢的作家？或是你之前最喜欢看谁的书？

Sunny：我的偶像是海明威，我喜欢看他的书。

我：那你看过海明威的《老人与海》吗？

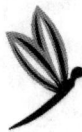

Sunny：看过，但不是很记得了。

我：那你愿意再看一看吗？

Sunny：当然，不过我好久没认真看书了。

我：我在患神经症的时候，起初也认为自己看不进书的，我就尝试着一天先看1~2页，到了后期，我发现我的阅读能力慢慢地就上来了，你刚开始也可以先慢慢看，不要在乎能够看多少，可以吗？

Sunny：好的。

我：Sunny，你有宗教信仰吗？

Sunny：我信一点基督教。

我：那你周末去做礼拜吗？

Sunny：不不，我只是做个表面样子。

我：嗯，这没有什么关系的。Sunny，你能告诉我药物对你有帮助吗？

Sunny：我觉得有，我惊恐发作时吃一粒阿普唑仑就不那么抖得厉害了。

我：很好，药物暂时的能够帮助到你。Sunny，你不会无缘无故地惊恐发作的，应该是看到了或者联想到了什么事情，对吗？

Sunny：是的。

我：能给我举例说明吗？

Sunny：比如说我看到男朋友给我的礼物我就害怕，我甚至

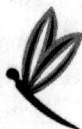

不敢看。

我：那么 Sunny，也就是说你男朋友给你带来了压力，是吗？

Sunny：是的。

我：是什么压力了？

Sunny：他认为我不好好学习，他父母嫌弃我学历低，他是博士生。

我：嗯，我能理解。这个问题我们以后再谈，可以吗？

Sunny：可以的。

我：Sunny，你是否认为我们首先要解决的问题就是减少你惊恐发作的频率和消除你的躯体震颤？

Sunny：对的。

我：那好，接下来的时间我们将认真探讨这个话题。

主要内容将以 Sunny 的咨询笔记形式体现：

（1）惊恐发作并不那么可怕；

（2）温习第一次交流时说过的放松训练；

（3）用欣赏的眼光观察周围事物并欣赏自己；

（4）加强营养；

（5）坚持阅读海明威的《老人与海》并写日记。

Sunny 的第 1 篇日记

我昨天和王鱼儿的第一次咨询获益匪浅，虽然是第一次，可是让我明白了人不仅仅只有身体上的疾病才需要看医生（作者

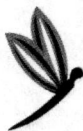

注：我不是医生），精神上的不适更需要医生的帮助。虽然我明白得晚一点但还不算太迟，谢谢王鱼儿让我坚信了这一点。

王鱼儿让我观察身边的事物，比如植物什么的进行描写以此来培养细腻的情感。其实在生病以前我是一个心思很细腻的人，并且热爱写作，我还在报纸上发表过文章，只是突如其来的疾病带走了一切。那个曾经爱阅读爱思考不喜欢闲着的我变成了不爱看书对什么都没了兴趣的人，以至于现在感到知识的严重匮乏。生病之后我变得很懒，不过我已经在改变了。大清早，把办公室的水烧一烧，地拖一拖。

我的偶像是海明威，所以王鱼儿让我每天读《老人与海》并写出每天的读后感放在日记里。

深呼吸，面带微笑，释放压力，我没事，不能被魔鬼牵着走，我要跟它划清界限。

Sunny 的第 2 篇日记

爸爸喜欢养花花草草，家里的阳台上都是爸爸的宝贝。生病以后，我变得很懒，有时候他叮嘱我给花浇水我都忘记了，让花儿死了。爸爸就会生气地说："你一点都不锻炼，天天睡觉，让你浇花也不浇，看书也不看，你去参加睡觉比赛肯定得第一名。"自我生病后，爸爸的脾气也改了一些，记得我小时候他脾气可暴躁了，手很快，一生气就打我。

说说爸爸养的文竹吧！那是我最喜欢的一盆植物。它长得

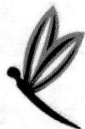

很茂盛即使到了冬天百花凋零的时候，它的叶儿仍有几片绿色并没有全部枯黄。它的径很细又高，一节一节的像竹子，我想这就是为什么它的名字里有个竹字吧！一节一节的旁边长着刺，摸上去挺戳人的，这也许是它的一种自我保护。随着径或许是枝干长得越来越高就会分叉长出叶子。文竹的叶子与普通的植物叶可不同，不是一个整体，摸在手上碎碎的。每个叉口都是一片叶子的中心轴，叶子沿着轴对称长开，绿的深度都一模一样。新生命的开始就意味着枯朽的叶要凋零消逝。叶子开始慢慢泛黄的时候意味着它的生命终结。有时候新叶子长的太多了，爸爸会直接把老叶子剪掉。它的叶子有点像松树的叶子，但是没有松针那么扎人，比松针细小温柔得多，也不是很硬。远远看去，文竹给人一种昂首挺立的感觉，茂盛青葱的绿叶给人希望。

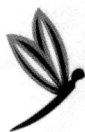

2016 年 6 月 22 日，我们开始第 3 次交流

　　Sunny 今天再次出现了惊恐发作，同时躯体有点震颤。以至于在正式交流的半个小时之前她催促我是否可以提前开始。我们进行了以下的谈话。

　　Sunny：王鱼儿，我现在身体有点抖了。

　　我：Sunny，欣赏自己，震颤不是你的全部。你现在能和我交流吗？

　　Sunny：可以的。

　　我：是什么事情造成的了？

Sunny：我今天上午微信朋友圈，原来的同学不是考上研究生了，就是已经结婚了，我突然有一种莫名的恼怒，要不是我的病把我耽误了，我也不会现在这样，到了下午，我就不自觉地惊恐发作了，我也不知道为什么。

我：哦，就是说你对她们有点羡慕、嫉妒、恨了，可以这样理解吗？

Sunny：嗯。

我：这是不是你有点自寻烦恼地给自己制造焦虑了？

Sunny：嗯。

我：关于躯体震颤我跟你说过什么吗？

Sunny：放松自己，把自己与症状分离。

我：你做得很好，所以你现在能够与我谈话，对吗？

Sunny：嗯。

我：是的，你不去在意它，然后就能慢慢平静下来。你现在能做到面对微笑的欣赏自己吗？

Sunny：我尝试一下。

我：好的，我们一起用5分钟的时间，来温习一下放松训练（我们开始交流面带微笑，深呼吸以及描述她喜欢的事情）。

5分钟后。

Sunny：感觉好一点了。

我：那我们继续谈话，好吗？

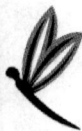

Sunny：好的。

我：你生活中还遇到过类似的事情吗？

Sunny：有的，我一直觉得老天对我不公平，我办公室一位同事比我大几岁，她的学历也不是很高，但是人家就有很稳定的工作，而我只是一位××教师，想想就伤感。

我：还有吗？

Sunny：我的一个亲戚，她长得也许没有我好看，但是她经常在我面前得意洋洋，就是她学习成绩比我好一点，要不是这病把我害的，她也不会在我面前这样得意。

我：还有吗？

Sunny：暂时就这么多了。

我：很好，Sunny。羡慕、嫉妒、恨是每个人都会有的，但是羡慕、嫉妒、恨给你带来的后果就是焦虑、惊恐发作和躯体颤动。如果我们学会用欣赏的眼光看周围的事物和人，就很少出现羡慕嫉妒恨了，对吗？

Sunny：是的。

我：别人能够考上研究生，能够有稳定的工作，肯定有他们做得好的一面，对吗？

Sunny：应该是。

我：嗯，对的，比如别人的行动力或许就比你强一点，当然你并没有你自认为的那样差，我从微信看到你就长得很美丽。

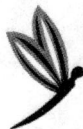

Sunny：嘻嘻。

我：这就对了，如果你拿自己的短处与别人的长处比，你永远都会心理不平衡。是不是？

Sunny：是的。

我：当然，你的这种观念的改变需要一点时间，当再次出现焦虑的时候，请你记住：接受自己的想法，不要去对这种想法进行过多的评价，好吗？

Sunny：好的。

我：Sunny，有一点你需要明白的是——一个人的欲望要与行动力平衡，你这样想一想也就明白了。虽然你现在做得还不够好，但是只要一点一点地做下去，总归会好起来的。

Sunny：嗯。（听得出来并不十分的认同）

我：那你现在的躯颤动动好一点了吗？

Sunny：好多了。

我：很好，下次你知道如何应对了吗？

Sunny：差不多吧。

我：很好，所以躯体震颤并不可怕，40～50 分钟你就能够平静下来了，对吗？

Sunny：是的，我以前是不知道怎么办，也许是我被折磨太长时间了。

我：对的，你下次可以采取同样的方式来放松，并欣赏自己，

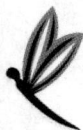

如同我第一次教你做的那样。

Sunny：好的。

我：那我们今天就到这里？

Sunny：好的。

Sunny 的第 3 篇日记

（Sunny 开始分时间段记录日记，我上次提醒了她）

8～10 点：由于昨晚讨厌的蚊子总是在我即将入眠之际在我耳边嗡嗡作响，气得我爬起来跟它搏斗一番，可是它狡猾地逃走了，所以一直到凌晨 2 点多才入眠。今天上午只有第四节课有课所以早晨补了觉，因为中午不能回家了，下午都要上课，中午也要改卷子。

10～17 点：下班回家了。妈妈说表妹高考考了 619 分，应该能上一所 211 大学，我发现我没有以前那样羡慕嫉妒恨了，我想到昨天与王鱼儿的谈话，既然我的大学时代已经过去，回不来了，那么就不要再纠缠于我的高考了。王鱼儿是个很好的例子，正如他自己所说："没想到有天我会出书。"对啊，我想起了我儿时的理想就是当一名教育家，我生病之后，这种念头更加坚定了。因为神经症患者多多少少跟他们的童年、青少年时期有很大关系。为什么我们要等长大了生病了才知道问题的严重性才去看医生，而不是在儿童期、青少年时期通过正确的教育去预防呢？

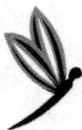

17～20 点：回家休息下，吃过晚饭，便下楼锻炼跑步了。

20 点：读了《老人与海》，看见那个小男孩我就想到了男朋友。小男孩的父母自私地把小男孩叫回了自己的船让他不要跟着老人那条倒霉的船了。我跟男友第二次见面的时候，他家人就不准他来找我，在家看着他，后来他开始说服他父母。即使现在他每两个月来看我一次他都不敢跟他家人说。我问他为什么，他说："他们一定觉得你不好好学习还把我带坏了。"我故作镇静地没作声，心里充满了屈辱，比被人暴打一顿还难受，那种彻痛至今记忆犹新。

2016 年 6 月 24 日我们开始了第 4 次交流

我：Sunny，今天有什么问题需要问我的吗？

Sunny：我好像没有什么具体的事情。

我：(开始提示她)那你最近两天有没有惊恐发作了？

Sunny：好像没有。

我：Sunny，从你的第 3 篇日记里面我看到有这么一句话"我故作镇静地没作声，心里充满了屈辱，比被人暴打一顿还难受，那种彻痛至今记忆犹新。"你当时写下这段话的时候是什么心情？

Sunny：我哭了。

我：嗯，做得很好，哭出来就不那么压抑自己了，对吗？

Sunny：是的。

我：哭的时候也没有引起你的惊恐发作吗？

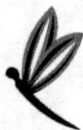

Sunny：是的。

我：真棒！Sunny，看来你已经在惊恐发作面前强大起来了。你知道什么是强大吗？

Sunny：是不是我没那么被惊恐发作牵着走了。

我：是的。另外，你通过阅读和日记，似乎已经觉得你的生活不再是充满惊恐发作了，或者说惊恐发作不是你的全部，对吗？

Sunny：是的，但是我的行动力还不够好（开始引导她说出即将讨论的话题）。

我：说说看，Sunny。

Sunny：我觉得我还是被动地在看书，我觉得要是离开了你，我有可能一两个月又会回到老样子。

我：Sunny，你说的老样子是"睡觉大王"的称号吗？

Sunny：对的。

我：那么我们今天来讲讲什么是行动力好吗？

Sunny：可以的。

我：Sunny，你要知道，你的行动力已经可以了。你以前的生活是比较懒怠的，那么从懒怠的状态过渡到坚持阅读，记录日记，你已经做得非常好（正面的强化）。但是，由于你以前如此地固着于疾病的感受和消极的懒怠，所以在这个行动的过程中，你会觉得有点难受，对吗？

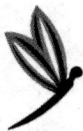

Sunny：是这样的。

我：那么我们要如何看待并解决这个问题了？你能想到什么吗？

Sunny：（大概思索了30秒），我不太清楚。

我：（拿自己开始类比）我在原来单位的时候曾经一度迷恋KTV，所以工作和学习的事情放到一边去了，后来我也觉得恢复到正常的工作和学习中去非常难，就像是抽烟上瘾了需要戒烟一样。当神经症浪费了我的时间并让我重新换了一份工作的时候，我意识到自己需要从当下的行动中慢慢改变。Sunny，请你记下下面几个字——从当下的行动中慢慢改变。

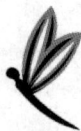

Sunny：好的，我记下来了。

我：很好，Sunny，所以我们要做的是每天看点书。保持充实的生活，宽容自己一点，从零开始做起，从当下开始做起。

Sunny：好的。

（如前面所说，这是一位很理性的女孩子，她在与我交流时很少说话，她只是表达她的态度，事实上我并不十分确定她是否能够从心里面认同，因此我需要不断地拉她进来讨论，而不是我一个人在说。）

我：那么Sunny，我相信你能够做到这一点，你可以先制定一个不超过一周的计划，同时不要太刻意地在意去能读懂多少。

Sunny：好的。

我：那很好。我再跟你讲讲你的"那种彻痛至今记忆犹新。"好吗？Sunny：嗯。

我：我觉得你男朋友的爸妈站在他们的角度也许是对的，人首先是利己的。毕竟他们需要给自己的儿子找个好的榜样，但这并不表明你不行，只是你暂时没有让自己充满能量。你说对吗？

Sunny：对的。

我：所以你需要要做的是寻找一种平衡，就是用善意的角度去理解别人同时并学会欣赏自己（注：再次强化），因为你目前的处境还不足以很好地面对他的家人，你可以暂时的不去理会，以后的交流我们再慢慢涉及到。

Sunny：好的。

我：很好，Sunny。那我们今天就到这里，然后你把我所说的用你的理解记录下来发给我好吗？

Sunny：好的。

随后，她给我发来了笔记：

（1）能量：坚持日记，坚持锻炼。

（2）平衡：善意理解别人，我自己是有优点的。

（3）落实：一点一点做起，每天坚持看书。

Sunny 的第 4 篇日记

今天心情不太好，因为参加了××考试。昨天没跟王鱼儿说

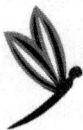

是因为昨天心情还不错暂时把考试的事淡忘了。今天到考场上又焦虑紧张起来。上午一场下午一场，很多题目都背过但那是一个多月之前的事了，现在脑袋空空什么都没有。在药物和王鱼儿的帮助下我情绪没有失控也没有颤抖，只是有些焦虑不好受，所以我赶紧写完交了卷离开了这个会让人痛苦的地方。回到家，妈妈没有问我考得怎么样，我知道她心里已经有了答案而且不想给我压力。

吃完晚饭，爸妈带我去锻炼，我喜欢跑步，但我上半身太瘦，尤其是胳膊像孩子胳膊那么细。妈妈一直让我吊环，我以前也试过，今晚试了很多次都坚持不了太长时间，确实我胳膊没力气。妈妈生气了说我什么苦都吃不了，我说我实在受不了手上有小泡了，妈妈说这算什么，那你以后生孩子怎么办？熬不住疼。我不知道是不是跟我生病了神经敏感有关，好像一丝一毫的疼痛我都能感受到。

回来以后继续看《老人与海》：太阳已经升得很高了，老人依然什么鱼都没钓到。他观察了飞鸟，水母，海龟……我很佩服海明威能写出这样一部杰作，细节描写很到位，那个老人是不是就是他自己的影子呢？

明天的计划是背 10 个英语单词看 2 页专业书，我知道我现在还很浮躁，静不下心来好好看书。要不是王鱼儿布置我看《老人与海》估计我每天都不知道要阅读了。我肚子里没货，今天考试一些汉字都不会写了，太可怕了。我很尊重王鱼儿有两个原因，一个是他靠自己从症状里面走出来，这对于我来说是很不可思议的事。另一个是他看了那么多书变成一个有智慧的人(作者注：智慧谈不上，只是看了一些书)。不知哪天我才能天天埋头苦读呢？从明天做起，一点点坚持下去。

2016 年 6 月 27 日，我们开始了第 5 次交流

Sunny：王鱼儿，我又惊恐发作了。

我：那你惊恐发作时是怎么做的呢？

Sunny：我按照你说的，没有太去在意，但是有点难受。

我：是的，只要你不去在意，它自然就会过去，你微笑并欣赏自己了吗？

Sunny：我当时太悲观了，没有去想。(注：完全可以理解，症状来临时忘掉方法是很正常的。)

我：Sunny，那也没有什么，我记得我跟你说过：你走出症状就像是人学会走路一样，可能需要摔跤，但是症状来临了，就当作是一次考试好了。

Sunny：好的。

我：Sunny，是什么原因引起你惊恐发作的？你能告诉我吗？

Sunny：我看到了我初中时的老师，她问了我的近况，我觉得很惭愧很难受，所以焦虑后就引起了惊恐发作。

我：嗯，Sunny，我今天打算跟你讲述为什么你一遇到类似的

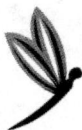

情境，比如之前看到你朋友圈的朋友结婚了或者考上研究生了，还有今天你遇到你的老师就会觉得难受，原因你想知道吗？

Sunny：我很想知道。

我：人的一生不可能一直是快乐的，令你感到悲伤的处境是避免不了的。比如你见到你的老师还有你看到朋友圈就是一种情境，这种情境会让你感到悲伤，你能明白吗？

Sunny：恩，我能理解。

我：既然这种情境是无法改变的，可是为什么有的人就不是惊恐发作了，那是因为这种情境引发了你的负面的自动思维"我本来可以比别人好，但是现在我不如人"，然后悔恨，焦虑。（为什么我与她第一次交流时我没有跟她强调负面的自动思维，我担心会遇到阻抗，同时那时她的行动力还没有上来。）

Sunny：正是这样的。

我：随后，这种悔恨、焦虑开始影响到了你的情绪、感觉、生理。你就惊恐发作同时躯体震颤了。

Sunny：是的啊，真是这样。

我：既然情境是无法避免的，这个链条上你哪个环节出了问题了？

Sunny：我的自动思维。

我：太棒了！Sunny，那么你知道如何去对待吗？

Sunny：我明白了，不再那么悲观。

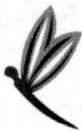

我：对的，同时需要意识到，你是有优点的，比如你的美丽，这只要是男人都会这么评价(注：她确实很美丽)。

Sunny：嘻嘻。

我：好了，我们再进一步讲述。

(注：随后我的讲述将以Sunny的笔记呈现。)

Sunny的笔记

情境是避免不了的，那么我们就要纠正我们的自动思维：(1)微笑；(2)悲观过渡到乐观；(3)先让自己恢复，然后自己再去努力，劳动使人快乐，强化行动力。

Sunny的第5篇日记

早晨又开始锻炼啦。

8~9点：今天不上班，妈妈也休息，于是陪妈妈去买菜。菜市场真是人山人海，妈妈告诉我怎么挑选新鲜好吃的蔬菜。

9~12点：回来之后，开始做家务，扫地拖地，帮妈妈绣了十字绣，背了10个英语单词便到了吃饭时间。

12~14点：妈妈让我陪她看了一部他们年代的南斯拉夫电影《桥》，就像中国当年抗日战争一样，南斯拉夫人民也奋起反抗抵制德军的侵略。有斗争就有牺牲，战争年代，不分男女，在各大战场上英勇抗战。和平年代的幸福我们应该珍惜。

14~16点：午觉时间。

16~18点：看了《老人与海》，老人捉到大鱼了，在与大鱼最

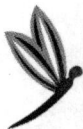

后搏斗的时刻,一次次告诉自己:"你行的,你行的。"每当他筋疲力尽,脑子不清楚的时候他硬是死撑到了最后,我突然知道王鱼儿让我读《老人与海》的用意了,老人的硬汉形象深入人心,在一次次受不了甚至绝望的时候,老人一次次用坚强的毅力挺了过来最后捉到了大鱼。

Sunny 的第 6 篇日记

今天真是疲惫的一天,从早晨八点就开始阅卷一直到下午统计分数写各种总结忙到四点半才到家,回到家就倒在床上了。不过我今天有进步。我看到了我的小学老师后并没有像以前那样又贬低自己回忆过去,被悲伤的情绪笼罩。相反,我的第一反应是乐观,然后想想自己的优点,想想这世上比自己悲惨的人太多了。突然想到如果我的性格里把怯弱、胆小、悲观都去掉,那么将是全新的我。又想到了现阶段的任务是恢复健康。体重已经增加到 90 斤了,我的目标是 100 斤。

坚持运动每天都做到了。想着想着我发现面对"情境"的时候我有了免疫力,虽然这免疫力还很弱,但是慢慢增强它直到有一天它有很大的力量去应对"情境"的时候,我就康复了。当然还有不满意的地方,就是我一直说的行动力太差。到现在我还把写日记,读《老人与海》当做任务去完成,像每天给老师交作业一样。很高兴,今天开始纠正自己的自动思维了,在行动上还有所欠缺。这应该是长期很懒形成的懒散习惯。事实上,我不是这几个月没看书，是毕业回家就没怎么看书，一直不学习引起了我男友的不满，所以我们一直为学习这件事吵架。他问我："难道我对你的爱还不能让你有学习的动力吗？"我一直说："你不理解我，我病了，很难受，很多时候不想活了。"其实，有时，我自己也不懂，我自尊心那么强，他的父母蔑视我的学历，我怎么还行动不起来去努力？男友责备我时，我是爱他的，为什么我还是行动不起来去努力？我妈妈经常为我以后担忧，为我无所事事而伤心难过，我那么爱我妈妈怎么还是没有行动起来去努力？

2016 年 6 月 29 日，我们开始了第 6 次交流

我：Sunny，你做得很不错啊，扫地买菜都开始了。

Sunny：嗯，我妈妈都说我在进步。

我：你的理解力也很好啊，知道我为什么叫你去看《老人与海》。

Sunny：谢谢王鱼儿的指导。

我：客气了，这几天有没有惊恐发作？

Sunny：好像没有了耶。

我：很好，那你有什么问题要问我吗？

Sunny：就是我觉得我的阅读还是比较被动。

我：哦，还有吗？

Sunny：没有了。

我：那我们今天就认真讨论这个话题好吗？

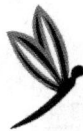

Sunny：好的。

随后我们的谈话将以 Sunny 的笔记呈现：

买菜、阅读、绣十字绣、体重增加都是优点。缺点是性格里的胆小、怯弱不应该是去掉而是淡化。每个人都有胆小、怯弱以及焦虑的时候，它们会伴随我们的生活，我们有了应对措施就可以了。

（1）读书：被动是由于我长期的懒怠。我慢慢地要学会享受读书的过程而不去考虑结果。

（2）阅读：我现在是由被动向主动过渡的难受期。

（3）制定计划：从最喜欢的书看起来。

2016 年 7 月 1 日，我们开始了第 7 次交流

我：Sunny，你今天有什么要问我的吗？

Sunny：王鱼儿，昨天晚上我和我爸爸大吵了一架，他生了很大的气，说要打死我……

我：（意识到问题的严重性，我打断了她）那么，Sunny 你有没有惊恐发作了？

Sunny：我是很伤心，但是我记住了你的话，有一点害怕，但是没有惊恐发作。

我：那很好，Sunny 你做得非常好。那我静静地听你说完，我可能不是很知道事情的前因后果。

Sunny 开始了她的述说，我了解到了一些她家庭的具体情

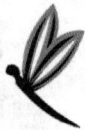

况，出于隐私我不作过多的表述。她的家庭不是很和睦，她的父亲经常借酒消愁，而 Sunny 的一句话"你还像不像个男人"刺痛了她爸爸内心深处最敏感的神经。

我：Sunny，我听了你的讲述，可能我觉得你做得有点不对。你并不了解你爸爸的内心，试问一下，若不是你强烈地刺激了你的爸爸，他怎么舍得威胁他唯一的亲生女儿？

我开始帮她分析了她爸爸是如何内心脆弱和借酒消愁，Sunny 的那句话是刺激了自己的爸爸，Sunny 表示理解。她第二天通过 QQ 给我发来消息："王鱼儿，我妈妈也非常认同你的说法，我们打算开一个家庭会议。"

Sunny 的第 7 篇日记

8～9 点：起床深呼吸吃了早饭，扫地，拖地。一直害怕的问题跟王鱼儿说了，他没有责怪我。我是极具责任感的人所以凡事考虑得比较多。我也深知心理咨询就是找一个品行好、专业性强、有爱心的心理咨询师陪我走过这段艰难的路，遇到王鱼儿是我的幸运，但是我也知道归根结底还是要靠自己。我突然发现我男朋友跟我父亲有几点是相似的。(1)不会说话。虽然说老实人不会玩什么花花肠子，但是说话直得让人受不了，不过，我现在有点免疫力了，不去生气。干完家务我跟他聊了会，然后他就开始说我行动力差，他说："行动其实很容易养成，不愿干什么就每天干，定任务，完成不了不吃饭，保证你 3 天就有行动力了。"

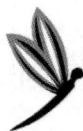

他又说:"我看到你这样一天一天过去却没干什么,心里真不是滋味。而且我一直觉得行动力低下和病无关,是懒散惯了。"他还让我意识到勤奋与否跟生病关系不大,是我给自己找理由。这要是以前,我估计跟他又是一顿吵,不过现在我有免疫力了,不生气。(2)不会鼓励别人。我妈妈说我自从跟王鱼儿做心理咨询后明显感到我进步乐观很多。可是我男友一点鼓励都没有,天天跟我讨论行动力的问题。

10~12点:帮妈妈绣十字绣。

12~14点:午觉过后又有些震颤,全身开始流汗。而后短暂跟王鱼儿交谈过后,受益匪浅。惊恐是自己想象出来的,不能去抗,越想不害怕就会越害怕。至少我现在不是被动地接受症状了。跟王鱼儿交流完,我就跟妈妈去了超市,回来好多了。

18:30~19点:晚饭吃了许多肉类补充能量。

19点~20点:开始看《老人与海》。今晚把《老人与海》看完了,小男孩与老人真是忘年之交。老人回到了家,小男孩也回到了他的身边。我还记得上次我男友说我一篇短篇小说竟然能看这么多天,我知道他说话很多时候都会刺激到我,然后他才意识到这个问题并向我道歉。不过,现在我对他的话都有抵抗力了。

2016年7月4日,我们开始了第8次交流

我:Sunny,今天有什么需要跟我说的吗?

Sunny：王鱼儿，我想跟你说一下我中学时候的那段经历。

我：好的，Sunny。

Sunny：我中学时喜欢班上的一位男孩子，那位男孩子在向我赠送元旦贺卡时我恍然若失地不敢接受，此后压抑的情感突然爆发，我便对周围的同学说"我喜欢他"，结果弄得学校哗然。

不过我目前惊恐要好一点了，谢谢你的指导。王鱼儿我到底是怎么回事？为什么我还经常梦到他……这么多年过去了，不说形同陌路，却早已物是人非了，为什么我还会这样？

我3年前看见过他跟他的女友，因为我们在同一个车站，但是我很平静，没有丝毫的羡慕嫉妒恨。但是我观察到是那个女孩一直撑着伞为他挡雨，那个时候我就突然觉得还好我没跟他在一起，一个自私的男人就会这样，而且我现在的男友根本不会让我帮他打伞的。

（我听她说完后，深感震撼，这是一位多么受到压抑的女孩子，所谓的"自私的男人"也许还透露着些许在意的味道。这天我们讨论的时间超出了一个小时，达到了80分钟，一些内容不便公开。）

我：Sunny，也许现实生活中还未曾有过一个男人给过你满足感，所以你一直通过那个梦来维系你内心理想般的爱情世界，这就是你经常出现的梦的原因。同时你又觉得已经物是人非，是虚幻的，难免害怕。你在这个男孩子身上寄寓了太多的爱，这段

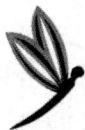

爱如你所说的只是一个象征，这就是理想与现实的冲突。你不断通过梦来满足自己，然而我觉得，过去的不会再回来，你的人生可以重新开始了。

Sunny：对的，我也是这么想的，我好像明白了。

此后她的QQ签名改为："没有骨头啃盯着啃烂的骨头是很正常的事，仅此而已，不要自己吓自己。"Sunny在这段感情上已经得到解脱了。

2016年7月6日，今天我们进行了第9次交流

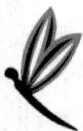

我：Sunny，今天有什么需要我们一起探讨的吗？

Sunny：我现在对我的处境有一点不满意。

我：哦，说说看。

Sunny：我就觉得我目前比较被动，老是看不进书。

我：那么，有关于这个方面我跟你说过什么吗？

Sunny：慢慢来，由被动到主动。

我：还有了？

Sunny：做好当下的事情，不去管结果。

我：如何做好当下的事情了？

Sunny：就是一天做一点，先给自己制定一个不超过一周的计划。

我：哦，是的，现在的问题看来是你在落实的层面，对吗？

Sunny：是的。

我：那你打算怎么办？

Sunny：我觉得还是需要继续落实。

我：对的，这个过程如同我前面所说的像"戒烟"一样有个难受的过程，因为你之前的生活已经懈怠惯了，但不会给你带来什么的，你觉得你已经适应惊恐了吗？（引出惊恐话题再次强化，一些重要的概念可以从一而终地反复提及。）

然后我们稍微探讨了一下 Sunny 有关于症状和她的关切，这些交谈以 Sunny 的笔记形式呈现。

Sunny 笔记

应对症状的第一步是分离（我干我的，症状干症状的），慢慢的让它伴随着生活，然后就会逐渐淡化和消失。过程中最重要的是识别出我的负性思维并能够找到好的应对办法，如接受当下的处境，从最坏的方面着想，但朝着最好的方向去努力。在我的行动力还不足够好的时候，减轻我思想上的负担是我目前最好的选择。同时我已经能够很好地面对惊恐发作了。

截止到本次交流，Sunny 已经适应了惊恐发作，从后来的交流看 Sunny 目前在生活上面临着较大的困境，我们的交流还在持续，不过已经与惊恐发作无关，随后交流的时间里她再也没有出现过惊恐发作，她生活中面临的困境也在逐步减轻。

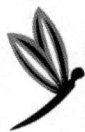

十二、一本森田著作的导读

完整的阅读能够帮助患者建立完整的认知，找对一本好书如同给自己找了一位免费的心灵导师。《神经衰弱和强迫观念的根治法》是森田博士从患者的角度来著书立作的一本相对通俗的读物，历经一个世纪而不衰。虽然该书已经不再版，但在淘宝网店上仍然有人不断地购买影印版。有少数患者（如我）仅仅是阅读了森田博士的书稿配合少量药物就治愈了神经症。因此，借助我在网络上创办的森田疗法读书会（QQ 群号：397667494），该读书会一周一次，现简单摘录如下。

第一次活动

《神经衰弱和强迫观念的根治法》第 1~12 页

• 患者的神经衰弱并不是真正的虚弱，患者并没有出现真正的身体上的虚弱，只不过是其悲观论调和主观感受。

• 真正的神经衰弱只有类似于佛陀释迦牟尼在菩提树下 7 天 7 夜不吃不喝地修炼，导致身心极度疲劳后出现的症状。患者不可能 7 天 7 夜不吃饭不休息，所以不可能出现真正的神经衰弱。

• 患者由于主观感受导致其"生的欲望"过于强烈，开始放弃生活和工作，这是一种不对的做法。

●　提出了一个重要概念：疑病素质。由于患者过分看重疾苦，总是疑虑和担心患病的精神状态，反而将注意力集中在某种特定的感觉上，造成了一种恶性循环。

第二次活动

《神经衰弱和强迫观念的根治法》第 13 ~ 33 页

●　某些时候对躯体性疾病的过度担心会导致神经症（比如我的神经性耳鸣），一些急切或剧烈的疲劳之后出现的暂时的身心不适一旦被过度的担心也会导致神经症。

●　另外，对于一部分患者而言即使疾病康复了，完全健康起来，由于精神的固着（老是想着这件事）还会保留病态的感受，并且由于固着的程度不同会表现出症状轻重的差异。

●　白隐禅师也患过神经症，更加说明神经症不可怕，白隐禅师四处求医问药无效最后通过内观（事实上是不抱任何想法地去观察和体验症状）治愈，源自于他本身所具有的修行的心态和对症状本身的接受，事实上普通人没法做到像出家人一样地去修行，但可以在日常生活中去观察体验症状。

●　过度地对症状本身的悲观情绪会导致人出现迷茫。

●　神经症不是病，而是把这种病态的感受错误地认为是病，是一种迷妄。因此不能从理智上加以说服，只能在情感上自然地逐步恢复，这里强调了要接受症状。

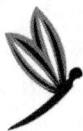

● 提出了"归顺自然"这个重要的概念，事实上本身就是如此。除了自然地对待症状，没有其他更好的办法。在"归顺自然"的这个过程中，森田博士举例说明了要保持一定的耐力。

● 森田博士从精神分析的角度指出了神经症患者大多具备一些先天性气质，同时指出了神经症的发展是由于精神交互作用。

第三次活动

《神经衰弱和强迫观念的根治法》第 34 ~ 56 页

● 讲述了各种各样的疾病，初次阅读时可以忽略不看。关于对疾病的迷信这一点稍加说明的是，一些慢性器质性疾病患者或多或少会表现出一些神经质的气质，需要正确加以对待，后面会讲到"生的欲望和死的恐怖"，理解这一点也许就不会神经症。

● 对待疾病（主要是讲心理的），不要受骗上当，不能随波逐流。不要杞人忧天，不能被症状本身所束缚。

第四次活动

《神经衰弱和强迫观念的根治法》第 57 ~ 80 页

● 论述了神经衰弱和职业、性别、职业类别的关系，可以不去看这些。

● 着重讲述了心悸发作、死亡恐怖这两个案例，来说明这两

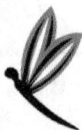

个神经症患者是由于疑病素质和精神交互作用导致的。

- 牵强附会一律归咎于病，说明了神经症患者都存在着病态的感受，或者把正常人所有的一些情绪都看做是一种病态的感受。

- 定义了强迫观念：就是针对强迫自己不再去想非要想的事情，这是一种思想矛盾。就像是"烦恼的狗，撵也撵不走"。

- 列举了强迫观念的种类和病例，说明了一个道理：对待强迫观念越想避开这种不快感，使自己变得轻松愉快一些，就越是不能自拔，恶性循环起来，最终形成一种完全违背普通常理的思维定式。

- 强迫观念是神经症的一种，森田博士指出神经症就是由各种各样预期恐怖引起的。

- 论述了精神的拮抗作用（可以不去理会这个名词解释），说明了一点：神经症患者完全是由于其沉浸在自己的主观感受里面，和自己所做的一种毫无意义的思想斗争。

第五次活动

《神经衰弱和强迫观念的根治法》第 81 ~ 92 页

- 思想矛盾和本来的事实有出入：打个比方，绝大部分人第一次在公众场合演讲之前都会紧张，这时候如果一味地强调自己不要紧张，期望自己以非常完美非常从容的状态出现在公众面前侃侃而谈，其结果反而有可能使他忘记所需要演讲的内容，同时

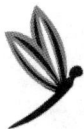

变得更为紧张。这与他全身关注于演讲而不去在意自己的状态所能得到的结果完全相反。

- 以人终究会死亡来举例说明：即无论你怎么样害怕也不会起作用，反正最后人的寿命是有限的。越是担心忧虑，反倒会缩短寿命，导致早死。

- 因此，顺从个人生命发展的自然规律采取行动，这就是正确的态度，也叫良智；反之，无论什么事情，都希望用自己的理论来支配自己，这就是错误的态度，也叫恶智。所以对于某些强迫症患者而言，由于其被强迫思维所困扰，希望停止思考甚至成为痴呆，这就是恶智。正确的做法是认清楚强迫思维其实是自己在跟自己作斗争，一旦出现强迫思维本能的反应就是不去对抗，可以静静地注视着它，可以继续干着自己的工作，不被它牵着鼻子走，这就是良智。

- 关于死亡恐怖这个章节对于失眠患者和死亡恐怖患者很有帮助。森田博士指出：人之所以害怕死亡的本质是生的欲望过于强烈，所以对于生死的担忧是任何人都有的一个很正常的想法，不要去放大这种想法，而要去活在现实世界中，因为那仅仅只是想法而已。

- 通过达摩大师的佛性论讲述了活在当下的含义，这也是我体会最深的地方，对神经症患者非常有帮助，很多时候我的行为准则都以此为出发点。

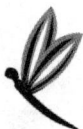

● 通过以猝倒恐怖的强迫症患者为例来说明：平常心是道和不安常在这个对于神经症患者非常有用的道理，真是字字真言。

● "莫搞思想游戏"这个章节说明的道理就是人类复杂的神经系统一些本能的反应不要去过度地研究它。比如我看到老虎会心跳加快感到害怕，这是很正常的，但如果过度地去研究我为什么心跳会加快，为什么害怕就不正确了。

第六次活动

《神经衰弱和强迫观念的根治法》第93~102页

● 强迫观念来自思想矛盾：以鼻尖恐怖患者举例，起初的"讨厌、烦人"只是一种情绪，但如果总是想着"真讨厌、真烦人"就会变成一种障碍，这里更解释了精神固着的含义，所以工作和生活能分散注意力，不能轻易放弃。到了最后，企图不要再看到鼻尖，不要去感觉它，不要去想它，这已经是思想矛盾了，人怎么可能不会看到自己的鼻尖，所以才形成强迫观念。

● 被细微琐碎所束缚：事实上就是常说的纠结，杞人忧天。如书中所提到的"对于一位吉凶恐怖的患者，森田博士列举了鼻尖恐怖的例子给他听，他却也立即把注意力固着在鼻子上面。在那几天里，鼻子总是找他的麻烦。"这充分说明患者关注的都是一些不是很重要的事情，这类事情并没有说明明确的目的性。森

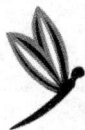

田博士进一步指出"广义地说，几乎所有的人没有不存在强迫观念的……将它加以扩大夸张，作为典型就是病态的强迫观念。"这是非常正确的，就像我一样，出门、上车都喜欢摸摸钥匙、钱包、手机在不在，只是没有引起我去讨厌这种行为，也没有影响到我的正常生活，这当然就不是被束缚了。

●　解释了什么是痛苦：森田博士比喻为"身入深山不见山。"即对于痛苦听之任之，不以为然的时候，已经感受不到当初感觉到的那些痛苦。但如头痛失眠的患者也许会问，这怎么可能？头痛失眠时恨不得把脑袋动个手术还不痛苦吗？事实上确实是如此，我当初也想动个手术。当我阅读了森田博士的著作后觉得可以试一下，不去管它的时候，硬着头皮去工作的时候，尽管头痛失眠会让我很不舒服，但确实没有所谓的痛苦，而且一旦我睡眠好转，头痛就消失了，很多时候观念上的痛苦已经超出了事实上的痛苦。我说用"流氓"的心态去对待症状，比如我恐惧的时候心里就想你有本事让我恐惧 24 小时，慢慢的这种恐惧感就会消失，因为事实上不可能恐惧 24 小时，所谓的无时无刻的恐惧只是一个假象。

●　重在情感与事实唯真：重在情感的大意是不要去否认正常人都有的情绪，如失去亲人该悲伤时悲伤，失眠引起头痛了那就暂时的头痛呗。事实唯真即要求患者接受现在的处境并好好地活在当下。在此前提下患者或通过阅读，或初期借助药物，或咨询心理医生，或三者有机配合就能逐步从症状里面摆脱出来。

第七次活动

《神经衰弱和强迫观念的根治法》第 103 ~ 112 页

● 强迫观念与事实相反：比如老是担心自己会不会死，由于思想长期高度紧张肯定不利于人的身心平衡，倘若起初不去担心，有可能活得更久。但一旦发展成为神经症的时候，越是想不去担心，越有可能会陷入更加剧烈的精神冲突。这就回到了要求患者做到上一次活动所讲的内容，即重在情感与事实唯真，所以森田博士的著作细细读来是环环相扣的。

● 关于忏悔：网络上很多患者都有过的心态，我当初自己也有过，我还曾开玩笑地比喻自己为"伪君子"。事实上我们大多数人都没有佛家所具有的修行的心态，所谓的忏悔只不过是想治愈自己的症状并非出自内心，因此并不会有用。

第八次活动

《神经衰弱和强迫观念的根治法》第 113 ~ 130 页

● 由适应到治疗：这点为全书的点睛之笔。比如我因神经性耳鸣导致了我的神经症，尽管我阅读了森田博士的著作，纠正了我的错误观念，知道了正确的应对措施。我的神经性耳鸣依然存在，但是到了现在，我的身体已经能够适应了我的耳鸣，尽管

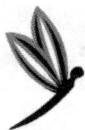

在安静的环境里我能感受到它，但它已经丝毫不会影响我的正常工作和生活。

● 必须向症状屈服："这样做乃是我治疗神经症乃至强迫观念的一种手段，方法是使患者积极地将注意集中指向和固定在成为患者痛苦的事端上。因为它将成为我们知觉的目的性，自然与客观境遇协调一致的契机。"这类似于行为疗法中的暴露疗法或系统脱敏疗法。其实绝大部分康复者的体会是：他们所做的第一步就是放弃与症状的对抗，这就和必须向症状屈服一致。

第九次活动

《神经衰弱和强迫观念的根治法》第 131 ~ 148 页

关于这个章节，也是我体会比较深的地方，为此我在前面单独列出了一个章节专门讲述"向上欲"和"欲望"的关系，这里就不再赘述。

至此，森田博士的这本著作已经粗略读完。按照我的读书体会，第一遍完全可以跳跃式的粗略地读一下，最好是找到与自己的症状有共鸣的地方。一些不懂或不明白的地方完全可以不去理会，一些自己认为过于复杂的理论亦可不去过多地深究。总之，我们的精力应该放到生活和工作之中去。

后　记

　　我想，如果我第一次去看心理医生的时候医生就跟我提及森田博士或是把他的著作推荐给我，让我去阅读，我是否能够更早地领悟、更早地摆脱神经症？我想也许会，也许不会，但至少我能更早地得到正确的认知。在我患神经症的时候，第二次阅读过程中森田博士提到的"精神交互作用"让我记忆犹新，而第三次阅读过程中森田博士提到的"神经质由过高的欲望引起"这一观点给我带来了强烈震撼，这些使得我如森田博士所说的"心机一转"，进而为治愈我的神经症奠定了坚实的基础。在这个过程中，我不断地调节自己，逐步摆脱了药物的依赖，放弃了对中药迷信般的追求，又如森田博士所说的"日新又日新"，进而"归顺自然"，对人的生老病死有了深刻的理解，追求自身与外界的平衡发展。尽管在我以后的工作生活当中，仍然时不时地出现焦虑、欲望过高，这也是人的本能，只是这些负面的情绪如同天上的流星般一闪而过。

　　在森田博士的著作中多次提到"医源性危害和售药广告的危

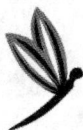

害"，这是森田博士根据自身经历以及治疗神经症患者的经验总结出来的，那些打着医学的幌子来进行推销的形形色色的药物，包罗万象般包治百病的广告在当今社会依然存在，我以现实的经验告诉患者这是不可取的，因此我专门在"药物的作用"一文进行了详细阐述。

而过多地依赖医生，本身又是一种"欲望过高"的表现。医生并不是万能的，现代医学的分工越来越细，很多医生有时候也会受限于他的专业水平，而片面地追求名医，有时候又会"增加思想的重量而减轻了行动的重量"。以目前的医疗水平，几乎所有的精神科或心理科医生都能对神经症进行正确的诊断。唯一的区别在于，在引导患者走上自觉和领悟之路上所表现出来的水平的高低。另外我们不能对医生过分苛求。医学的这条道路有太多的知识需要了解，何况人也是一步一步成长起来的。所以，与一些器质性病变的患者相比，神经症患者适合"适当求医，更多求己"。

森田博士一生著有十余本著作。如森田博士本人所描述的那样，很多他所处时代的精神科医生对于他的书籍不屑一顾，于是他说："我好意想给世人洞开迷茫，却成了攻击的目标，就说些无关痛痒的话，支吾一番算数。传媒世界，尽说些一本正经的东西，新颖的内容恐怕也不会有了"。水谷启二后来评价道："我认为森田博士年轻时代开始醉心于佛教和东方哲学，有很深的素养，故达到了重于分析的西方医学未能企及的境界，为创办神经症的根本治疗方法打下了一定的基础。"又如大原健士郎所说："把日本当时对神经质患者实施在躯体上、精神上的各种疗法经过综合概括、取舍选择而重新创立的一种东方精神疗法。""一本本著作，都伴随着时代的步伐，不断提高他们的深度。"正因如此，森田博士所创立的疗法不仅对神经症患者具有强大的普世价值，同时对常人的心理预防也有积极作用。

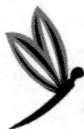

参考文献

[1]森田正马.神经质的实质与治疗[M].臧修智译.北京：人民卫生出版社，1992.

[2]森田正马.神经衰弱和强迫观念的根治法[M].臧修智译.北京：人民卫生出版社，1996.

[3]森田正马.自觉和领悟之路[M].王祖承译.上海：复旦大学出版社，2002.

[4]贾蕙萱，康成俊.森田疗法：医治心理障碍的良方[M].北京：中国社会科学出版社，2010.

[5]施旺红，等.强迫症的森田疗法[M].西安：第四军医大学出版社，2015.

[6]Alan. T. Beck，等.焦虑症和恐惧症：一种认知的观点(第15版)[M].张旭东，王爱娟译.重庆：重庆大学出版社，2010.

[7]JS. Beck.认知疗法：基础与应用(第二版)[M].张怡，孙凌，王辰怡译.北京：中国轻工业出版社，2001.

[8]David Westbrook，等.认知行为疗法技术与应用[M].方双虎等译.北京：中国人民大学出版社，2014.

[9]张亚林, 曹玉萍.心理咨询与心理治疗技术操作规范[M].北京：科学出版社, 2014.

[10]克莱尔·威克斯.精神焦虑症的自救（病理分析卷）[M].王泽彦, 刘剑译.新疆：新疆青少年出版社, 2012.

[11]克莱尔·威克斯.精神焦虑症的自救（演讲访谈卷）[M].王鹏, 王玉英译.新疆：新疆青少年出版社, 2012.

[12]南希.麦克斯威廉斯.精神分析案例解析[M].钟慧等译.北京：中国轻工业出版社, 2016.

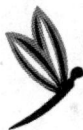